骨科精神医学

主　编　王文波　胡　建
副主编　李艳志　黄满丽　杨建华　胡晓蕊

U0334651

哈尔滨工业大学出版社

内容简介

本书综合性地介绍了骨科疾病与精神障碍之间的关系,探讨了骨科患者常见的精神障碍,以及精神障碍对骨科患者手术和恢复的影响。除了骨科疾病与精神障碍的关系,本书还关注了骨科医患关系和骨科心理治疗。在骨科医患关系方面,书中介绍了医患沟通的重要性,骨科医生在沟通中的基本原则、技巧和态度,以及医生的心理素质。在骨科心理治疗方面,本书系统概述了不同类型的骨科心理治疗及其应用,涵盖了不同年龄、性别和病情下可能出现的心理疾病,并提供了案例研究和效果评估。

图书在版编目(CIP)数据

骨科精神医学/王文波,胡建主编. —哈尔滨:哈尔滨
工业大学出版社,2024.3
ISBN 978-7-5767-1119-6

Ⅰ.①骨… Ⅱ.①王… ②胡… Ⅲ.①骨科学-精神
病学 Ⅳ.①R68

中国国家版本馆 CIP 数据核字(2024)第 050288 号

策划编辑 李艳文 范业婷
责任编辑 孙 迪
封面设计 屈 佳
出版发行 哈尔滨工业大学出版社
社　　址 哈尔滨市南岗区复华四道街 10 号 邮编 150006
传　　真 0451-86414749
网　　址 http://hitpress.hit.edu.cn
印　　刷 哈尔滨市石桥印务有限公司
开　　本 787 毫米×1 092 毫米 1/16 印张 12.75 字数 251 千字
版　　次 2024 年 3 月第 1 版 2024 年 3 月第 1 次印刷
书　　号 ISBN 978-7-5767-1119-6
定　　价 88.00 元

骨科精神医学编委会

前　　言

在过去的几十年中,骨科精神医学已经成为一个重要的研究领域,它探索了骨科患者的心理健康问题、手术和康复过程中的心理影响,以及如何通过心理干预来改善患者的生活质量。骨科精神医学是一个新兴的领域,它的发展受到了现代医学进步和对身体与心理健康之间关系的认识的推动。随着骨科手术和康复技术的不断改进和发展,患者需要越来越多的心理支持和干预。

在过去,人们普遍认为身体和心理是分开的,而且身体的问题可以通过药物和手术等方式来解决。随着对身体和心理之间相互作用关系的研究,人们开始认识到,身体和心理是密不可分的,而且身体问题会直接影响到人们的心理健康。

在骨科精神医学的发展历程中,早期的研究主要集中在疼痛管理和康复过程中的心理影响。随着研究的深入,人们开始意识到,骨科患者的心理健康问题远不止于此。例如,手术前的焦虑、手术后的抑郁、康复过程中的失眠和生活质量降低等问题,都需要得到专业心理干预的支持。随着现代医学的进步,以及对身体和心理健康之间关系的认识的深入,骨科精神医学已经逐渐成为一个备受关注的领域。在骨科手术和康复过程中,患者需要得到全面的支持和护理,包括身体和心理两方面的支持。

骨科精神医学的发展历程可以追溯到20世纪初。在20世纪60年代和70年代,研究开始关注手术前的焦虑和手术后的抑郁等问题。此后,研究又逐渐拓展到康复过程中的心理问题,如失眠、恐惧、对身体形象不满意等。

随着骨科精神医学的发展,越来越多的研究证实了身体和心理之间密不可分的关系。研究表明,心理健康问题会影响骨科患者的康复过程,而身体问题也会对患者的心理健康造成负面影响。因此,骨科精神医学的发展非常重要,可以为骨科患者提供全面的支持和护理,促进他们的身体和心理康复。

今天,骨科精神医学已经成为一个多学科领域,包括心理学、康复医学、精神病学、社会工作和护理学等多个领域的知识和技术。骨科精神医学的研究和实践涵盖了手术前的评估、手术中的干预、手术后的康复、慢性疾病管理等多个方面,旨在为骨科患者提供全面的身体和心理支持与护理。

作为骨科精神医学的研究者和临床工作者,我们深刻地理解疾病和身体创伤对患者身心健康的影响。我们致力于通过心理干预来帮助患者管理疼痛、减轻焦虑和抑郁等负面情绪,提高患者的生活质量和康复效果。

本书旨在介绍骨科精神医学的理论、研究和临床应用,涵盖了骨科患者的心理健康问题、心理评估工具、心理干预技术以及康复和健康促进等方面的内容。为医疗保健专业人员、心理学家、学生和其他对骨科精神医学感兴趣的读者提供有用的信息和工具,以帮助他们更好地了解并应用骨科精神医学的知识和技术。

我们希望本书能够成为骨科精神医学领域的参考书,为骨科患者和医护人员提供更好的治疗护理策略和支持。最后,我们要感谢所有为本书做出贡献的编者,大家的努力使本书得以完成。

王文波

2023 年 11 月

目　　录

第一篇 总 论

第一章　骨科精神医学简介

第1节　骨科领域的精神病学概述

骨科精神医学是一门重要的交叉学科,旨在研究并解决骨科手术和康复过程中的心理健康问题。它涵盖了广泛的主题,包括手术前的心理评估、手术中的心理干预、手术后的心理支持和康复指导、骨科慢性疾病的心理管理以及骨科手术与康复对不同年龄和性别的患者心理健康的影响等。

在过去几十年里,骨科手术已经成为治疗骨科疾病的重要手段。但是手术和康复过程对患者的心理健康有很大的影响,包括手术前的紧张、手术后的痛苦和康复期间的不适感等。这些心理问题可能会影响患者的治疗效果和生活质量。

骨科精神医学的研究和实践旨在帮助患者减轻手术前后的心理压力和痛苦,促进康复和提高生活质量。骨科精神医学的实践者需要具备心理学、医学和康复学等专业背景,并且需要了解骨科手术与康复的特点和流程。通常是骨科医生和康复师一起为患者提供全面的治疗和康复服务。

在骨科手术前,心理评估可以帮助确定患者的心理状态和个人需求,并提供个性化的康复建议。手术中的心理干预可以减轻患者的焦虑和疼痛感,促进手术的成功。手术后的心理支持和康复指导可以帮助患者应对术后的不适感和恢复过程中的心理困难,促进康复和提高生活质量。

在骨科慢性疾病方面,骨科精神医学可以帮助患者应对长期疾病和治疗过程中的心理压力和不适感,提高患者的生活质量。同时,骨科精神医学也可以研究骨科手术和康复对不同年龄和性别患者心理健康的影响,并提出相应的建议和措施,以更好地满足不同患者的心理健康需求。

除了患者,骨科精神医学也对骨科医生和康复师的心理健康产生一定的影响。长期从事骨科手术和康复工作的医生和康复师也可能面临一些心理压力和挑战,比如工作压力、患者期望和沟通方面的问题等。因此,骨科精神医学也包括了对医护人员心理健康的关注和支持。

骨科手术和康复过程对患者的身体和心理健康都有很大的影响。一方面,患者需要应对疼痛、失能等身体方面的困难;另一方面,他们还需要应对焦虑、抑郁、失眠等心理方面的问题。这些问题会对患者的康复和生活质量产生负面影响,因此,骨科精神医学的发展对患者的康复和治疗至关重要。

骨科精神医学主要涉及以下几个方面。

1. 骨科疾病和精神疾病之间的联系。骨科疾病可以导致患者的情绪和心理状态发生改变,反过来,精神障碍也可能引起骨科疾病的发生。例如,长期患骨科疾病可能导致患者的自我价值感和心理健康出现问题,而抑郁症或焦虑症则可能会导致患者在骨科治疗中出现恐惧、担忧和不配合等问题。

2. 诊断和治疗。骨科医生应该能够识别出与精神疾病相关的问题,并与精神科医生密切合作,制订治疗计划。治疗可能包括药物治疗、心理治疗、行为治疗和其他支持性治疗。对于患有骨科疾病的患者来说,维持情绪稳定和心理健康的重要性与治疗骨科疾病同等重要。

3. 患者沟通。骨科医生需要与患者进行积极的沟通,以便识别和处理各种精神健康问题。这需要医生能够理解和尊重患者的文化、社会和经济背景,并提供恰当的支持和指导。

4. 团队合作。在处理与精神健康相关的骨科问题时,需要骨科医生与精神科医生之间的紧密合作。这种跨学科的团队合作可以确保患者得到全面的治疗和关心,提高治疗的效果和成功率。

5. 手术前的评估和干预。评估患者的心理状况,帮助患者缓解手术前的焦虑和恐惧,提高手术的成功率和安全性。

6. 手术中的干预。帮助患者控制疼痛和焦虑,提高手术的成功率和安全性。

7. 手术后的康复。帮助患者应对失能和恢复期间的身体和心理困难,提高康复效果和生活质量。

8. 长期慢性病管理。帮助患者应对慢性病的身体和心理影响,促进病情的控制和康复。

骨科精神医学的实践者包括心理学家、医生、康复师、社会工作者等专业人员。他们可以为骨科患者提供各种心理健康服务,如评估、咨询、干预、治疗等。通过骨科精神医学的实践,患者可以得到更全面、更个性化的治疗和康复支持,从而提高其康复效果和生活质量。

近年来,随着社会和医学的发展,骨科精神医学在临床和科研中扮演了越来越重要的角色。在一些国家,骨科精神医学已经成为一门独立的学科,拥有自己的研究机构和学术期刊。同时,越来越多的骨科医院和康复中心也开始重视患者的心理健康问题,并聘请专业的骨科精神医学专家提供相关服务。以下是一些国家和地区的骨科精神医学医疗机构和骨科精神医学期刊的介绍。

1. 美国。美国医学会(AMA)和美国骨科医师学会(AAOS)都有专门的骨科精神医学分会。此外,美国著名的医学研究机构 Mayo Clinic、Johns Hopkins Medicine、Cleveland Clinic 等医疗机构也拥有骨科精神医学专家。

2. 英国。英国骨科学会(BOA)拥有骨科精神医学小组,并且在一些大型医院,如伯明翰市医院、爱德华七世国王医院等,也有骨科精神医学专家。

3. 加拿大。加拿大骨科学会(COA)和加拿大医师协会(CMA)也都有专门的骨科精神医学分会和专家团队。

4. 欧洲。欧洲骨科学会(EFORT)在其大会上也设有骨科精神医学分论坛,一些欧洲国家,如德国、荷兰、瑞典等,也有骨科精神医学专家。

5. *General Hospital Psychiatry*。这是一本专注于医院精神病学领域的期刊,主要关注各种医院和门诊精神疾病的治疗和研究。该期刊还定期刊载与骨科相关的精神健康问题的文章。

6. *Journal of Psychosomatic Research*。该期刊是一个综合性的精神医学期刊,主要关注身体和心理之间的相互作用。其中,关于骨科疾病和手术后的精神健康方面的研究也是该期刊的一个重要领域。

7. *European Psychiatry*。该期刊是欧洲精神病学协会出版的官方期刊,旨在促进欧洲各国之间在精神病学领域的交流和合作。该期刊的文章也经常涉及骨科领域的精神健康问题。

8. *Psychosomatic Medicine*。该期刊是一个综合性的精神医学期刊,主要关注身体和心理之间的相互作用,同时也关注与健康和疾病相关的心理和行为方面的研究。其中,涉及骨科领域的精神健康问题也是该期刊的一个重要领域。

9. *Journal of Orthopaedic Trauma*。该期刊是一个关注骨科和外科手术的国际性期刊,主要关注各种骨折和创伤的治疗和研究。该期刊也经常刊载与骨科手术后的心理健康问题相关的文章。

骨科精神医学的理论基础主要来自于心理学、精神病学、医学、神经科学等学科的研究成果。其中,认知行为理论是骨科精神医学研究中最为重要的理论之一。该理论认为,个体对刺激的反应不是直接由刺激本身决定,而是由对刺激的认知和评价所决定的。在骨科领域,认知行为理论被应用于研究患者对手术和康复的认知和评价,以及如何通过干预改变这些认知和评价来促进康复。

另外,骨科精神医学还涉及一些其他的理论和方法,如应激理论、心理生理学、神经科学等。这些理论和方法的应用,可以帮助研究人员更好地理解骨科手术和康复过程中的心理机制,从而为干预和治疗提供科学依据。

在骨科治疗中,疼痛和痛苦管理是一项重要的任务。患者可能会经历各种疼痛和不适感,包括术后疼痛、肌肉疼痛和神经疼痛等。骨科精神医学可以帮助患者理解和应对疼痛,提供相关的心理治疗和药物治疗,以及使用各种放松和减压技巧来减轻疼痛和痛苦。

在骨科手术后的康复和恢复中,患者需要具备强大的自我管理和自我激励能力。康复过程中可能会出现许多挑战,如身体不适、身体功能下降、失去工作或自我价值感等。骨科精神医学可以帮助患者制订有效的康复计划,提高康复的效果和速度,同时还可以通过心理咨询和支持来帮助患者增强自我管理和自我激励的能力。

骨科疾病和手术可能导致患者出现心理问题,例如抑郁、焦虑、失眠等。骨科精神医学可以帮助患者识别和处理这些问题,提供相关的心理咨询和治疗,同时加强社会支持和帮助。心理治疗的目标是帮助患者理解和处理疾病带来的心理问题,提高自我价值感和自我效能感,并提高患者的生活质量。

在预防和教育方面,骨科精神医学也发挥着重要的作用。骨科精神医学可以为人们提供骨科疾病和手术的健康教育和宣传,帮助人们了解骨科疾病和治疗的风险和利益,同时鼓励人们参与主动预防和康复。骨科精神医学的预防和教育工作也包括提供身体健康和心理健康的建议和指导,如营养、锻炼、睡眠等方面。

此外,骨科精神医学还可以为医疗保健专业人员提供相关的培训和教育,以提高他们在处理骨科患者时的心理和行为问题的能力。通过骨科精神医学的教育和培训,医疗保健专业人员可以更好地了解患者的需求和心理问题,并更好地提供相应的治疗和支持。

骨科精神医学是一门重要的学科,可以提供多种不同的心理咨询和治疗方法,以帮助患者克服心理障碍、减轻痛苦、促进康复和提高生活质量。在骨科领域中,骨科精神医学发挥着越来越重要的作用,对患者的身体和心理健康产生着积极的影响。

第2节 骨科精神医学的发展历史

骨科精神医学作为一门相对新兴的学科,其发展历史尚不是很久远。然而,随着越来越多的研究者和临床医生对骨科患者的心理健康问题的关注,骨科精神医学正在逐渐形成和发展。

20世纪50年代,随着骨科手术技术和麻醉技术的不断进步,患者在手术后的生存率大大提高。然而,由于手术和康复过程中的疼痛、失能和长期康复等问题,患者在身体和心理上都受到了很大的影响。这些问题引起了医生们的关注,逐渐推动了骨科精神医学的出现。

20世纪60年代,骨科精神医学开始进入研究和实践阶段。这时期的研究主要集中在对患者心理状态的描述和评估方面,如疼痛、焦虑、抑郁等问题。同时,一些研究者还开始探讨骨科患者的心理健康与身体健康之间的关系,认识到身体和心理健康之间的相互影响。

20世纪70年代,骨科精神医学开始进入临床实践阶段。这时期的研究主要集中在开发和评估心理干预措施,如认知行为疗法、放松训练、自我控制和生物反馈等方法。这些干预措施被广泛应用于骨科疾病的手术治疗和康复中,取得了良好的效果。

20 世纪 80 年代,随着骨科精神医学的进一步发展,研究重点开始从心理干预措施转向了患者的心理评估和诊断。同时,还出现了一些专门针对特定骨科疾病和手术的心理评估工具和治疗方案,如面部手术、脊柱手术和关节置换手术等。

20 世纪 90 年代以来,随着骨科精神医学的不断发展和完善,其研究领域逐渐扩展到了慢性骨科疾病、疼痛管理、健康心理学等方面。在研究方法上,骨科精神医学也逐渐向着多学科、综合性发展。比如,医学、心理学、康复学、社会学、护理学等多个学科之间的交叉与融合,为骨科精神医学的研究提供了更加全面和深入的视角。

在骨科手术和康复中,心理因素的重要性得到了更加广泛的认识。心理干预措施被广泛应用于各种骨科疾病手术治疗和康复中。比如,在脊柱手术后的康复中,心理治疗可以减少术后慢性疼痛和功能障碍;在关节置换手术后的康复中,认知行为疗法可以改善患者的行动能力和自我效能感。

除此之外,骨科精神医学的研究还包括了患者的心理反应和应对机制,以及心理社会因素和文化因素对骨科疾病和手术的影响等。比如,在面部手术中,患者的自尊心和身体形象问题往往是最受关注的;在关节置换手术中,家庭环境和社会支持对患者的术后恢复也有着重要的影响。

在近年来的发展中,骨科精神医学的研究逐渐向着以下几个方向发展。

1. 个体化治疗。骨科精神医学研究已经发现,不同患者对同一手术的反应和康复情况是不同的。因此,针对不同患者的个体化治疗方案已经成为骨科精神医学研究的热点。

2. 应对机制研究。骨科疾病和手术对患者的身心健康有着重要的影响,患者如何应对这些影响是骨科精神医学研究的重要方向之一。

3. 社会文化因素研究。骨科精神医学的研究已经开始关注社会文化因素对患者心理健康的影响,比如不同文化背景下患者对疾病和手术的态度和反应等。

4. 康复方案研究。针对不同骨科疾病和手术,骨科精神医学已经开始探索不同的康复方案和康复效果,为患者的康复提供更加科学和有效的指导。

除了以上提到的研究领域外,骨科精神医学还在以下方面展开了研究。

1. 疼痛管理。骨科手术后的疼痛管理一直是一个热点话题。研究发现,心理因素与疼痛密切相关,如焦虑、抑郁等负面情绪会加重疼痛感受。因此,骨科精神医学研究在探索心理干预和疼痛管理的关系,以减轻患者的疼痛感受。

2. 骨科患者的生活质量。骨科手术和疾病对患者的生活质量产生了很大的影响,因此,骨科精神医学研究的另一个重要方面就是探索如何提高患者的生活质量。研究表明,患者的情绪和心理状态对生活质量有很大的影响,因此心理干预可以改善患者的生活质量。

3. 骨科手术决策。骨科手术是一个重要的决策,需要患者和医生共同参与。骨科精神医学研究探索如何帮助患者做出更好的决策,如提供心理支持、解释手术风险和后果等,以确保患者能够做出最合适的决策。

4. 转化研究。骨科精神医学研究不仅仅是为了了解骨科患者的心理状态,更重要的是将研究成果应用到实践中,以改善患者的康复和心理健康。因此,转化研究也是骨科精神医学研究的一个重要方向。

骨科精神医学的发展历程还可以分为以下几个阶段。

初期阶段:骨科精神医学的起源可以追溯到 20 世纪初。那时候,一些医生已经开始意识到心理因素对骨科疾病的康复有重要的影响,并开始探索如何应用心理学原理来帮助患者康复。

发展阶段:在 20 世纪 50 年代,骨科精神医学开始成为一个独立的研究领域。一些专业心理学家开始与骨科医生合作,进行骨科患者心理疾病的研究,以及心理干预的探索。在这个时期,骨科精神医学研究主要集中在心理干预和康复方案的研究上。

现代阶段:在 20 世纪 80 年代,随着心理学研究方法和技术的不断进步,骨科精神医学研究进入了一个全新的阶段。研究方法变得更加多样化,涵盖了生物、心理和社会等多个层面的研究。同时,也开始探索心理因素在骨科手术和康复中的作用,以及不同心理干预方式的研究。

未来发展:随着社会的不断进步,骨科精神医学也将不断发展。未来,骨科精神医学的研究方向可能会更加关注个体差异,包括年龄、性别、文化背景等因素对心理干预的影响。此外,研究也将更加注重有效性和实用性,以更好地帮助骨科患者。同时,基于现代技术的研究和干预手段,如虚拟现实和人工智能等,也将成为未来骨科精神医学研究的重要方向。其中一个重要的发展方向是探索如何应用新技术来辅助骨科患者的康复。比如,一些研究正在探索如何利用虚拟现实技术来帮助患者恢复关节的活动能力和平衡能力。

此外,近年来,随着对骨科患者心理健康的重视,骨科精神医学的应用范围也在不断扩大。除了应用于手术前和手术后的康复方案之外,骨科精神医学还在康复方面、疼痛管理和运动损伤方面发挥着越来越重要的作用。

在国际上,骨科精神医学的研究和应用已经得到了广泛的关注和发展。而在国内,骨科精神医学的发展相对较慢。这主要是由于缺乏专业的骨科精神医学机构和人才,以及医院内部对骨科精神医学的重视程度不够。不过,近年来,随着社会的发展和对心理健康的关注程度不断提高,国内骨科精神医学的发展也在逐渐加速。目前,一些大型综合医院已经开始成立骨科心理科室,并聘请专业的骨科精神医学专家为骨科患者提供心理干预和支持。

总的来说,骨科精神医学是一个不断发展和创新的领域,其发展历程也是医学心理学发展的一个缩影。骨科精神医学作为医学心理学的一个分支,在过去几十年中得到了迅速的发展,并在骨科手术和康复中扮演着越来越重要的角色。未来,随着研究方法和技术的不断进步,骨科精神医学研究将会更加深入和全面,为骨科患者的康复和心理健康提供更加有效的支持和帮助。骨科精神医学在研究领域上非常广泛,涉及的范围也非常广泛,旨在帮助骨科患者更好地理解自己的疾病、减轻痛苦、加强康复和提高生活质量。随着社会的发展和医学技术的不断进步,骨科精神医学的发展前景也越来越广阔。相信在未来,骨科精神医学将会在医疗领域中扮演更加重要的角色,为骨科患者提供更加全面的康复支持和服务。

第3节 骨科精神医学的意义和应用

一、骨科精神医学的意义

骨科精神医学是一门重要的学科。在过去几十年里,随着医学技术的进步和人们对心理健康的重视,骨科精神医学的意义日益凸显。下面将从以下几个方面探讨骨科精神医学的意义。

1. 改善患者生活质量

骨科疾病会严重影响患者的生活质量,不仅会造成身体上的不适和疼痛,还会给患者带来心理上的负担和困扰。而骨科精神医学专家可以通过评估患者的心理状况和制定个性化的治疗方案,帮助患者更好地应对疾病带来的身体和心理问题,从而改善患者的生活质量。

2. 减轻医疗负担

骨科精神医学的另一个重要意义在于减轻医疗负担。研究表明,许多患有骨科疾病的患者还同时患有心理疾病,例如抑郁症、焦虑症等。这些心理疾病如果不及时治疗,不仅会影响患者的治疗效果,还会增加患者的住院时间和医疗费用。而通过骨科精神医学的干预,可以减少患者的住院时间和医疗费用,从而减轻患者和医疗系统的负担。

3. 提高治疗效果

骨科精神医学的另一个重要意义在于提高治疗效果。许多骨科疾病需要长时间的治疗和康复,而心理因素往往是影响治疗效果的重要因素之一。通过评估患者的心理状况并制定个性化的治疗方案,骨科精神医学专家可以帮助患者更好地应对治疗过程中的心理问题,从而提高治疗效果。

4.促进康复和恢复

骨科疾病的治疗过程不仅仅是针对身体的疾病进行治疗,还需要关注患者的心理健康状况。患有骨科疾病的患者通常需要长时间的恢复和康复过程,而这个过程中往往伴随着心理上的挑战。骨科精神医学专家可以通过评估患者的心理状态和提供个性化的心理支持,帮助患者更好地应对恢复和康复过程中的心理问题,促进患者的康复和恢复。

5.提高医疗质量和效率

骨科精神医学可以通过提供个性化的治疗方案和心理支持,改善患者的心理健康状况,提高治疗效果,促进恢复和康复,从而提高医疗质量和效率。这对于医疗系统来说也是非常重要的,因为通过减少医疗负担和提高治疗效果,可以节约医疗资源,提高医疗效率和质量。

二、骨科精神医学的应用

1.骨科手术前的心理评估和干预

在骨科手术前,骨科精神医学专家可以通过心理评估了解患者的心理状态和需要,以便为患者提供个性化的心理干预方案。通过心理评估,骨科精神医学专家可以了解患者的心理健康状况、焦虑和抑郁情况、疼痛和不适感受以及治疗过程中可能面临的风险和挑战。

在心理评估的基础上,骨科精神医学专家可以根据患者的特殊需求和心理状况,为患者制订个性化的心理干预计划。可以帮助患者减轻焦虑和抑郁情绪,增强自我控制和应对能力,提高治疗的效果和质量。以下是一些常见的心理评估和干预方法。

(1)心理评估。通过对患者的心理状态进行全面评估,了解患者是否存在焦虑、抑郁、恐惧等不良情绪,是否存在睡眠障碍、疼痛感知等方面的问题。这样可以及早发现问题,并为患者提供更好的心理支持和干预。

(2)术前教育。通过向患者详细介绍手术过程、术后恢复情况、可能的并发症等信息,帮助患者更好地理解手术过程,并减少患者对手术的恐惧和不安。

(3)心理治疗。通过认知行为疗法、催眠疗法、放松训练、支持性心理治疗等心理干预方法,帮助患者应对手术前的压力和焦虑,提高患者的自信心和抗压能力。

(4)麻醉前心理干预。在手术前,对患者进行麻醉前心理干预,通过放松训练、正念练习等方法,帮助患者放松身心,减轻恐惧和紧张感,提高手术的成功率和安全性。

2.骨科手术后的康复和心理支持

在骨科手术后,患者需要进行康复训练和身体恢复。但是,手术和康复过程中,患者可能会面临一些心理问题,比如焦虑、抑郁、失眠等。这些心理问题可能会影响患者的恢复速度和治疗效果。

骨科精神医学专家可以通过提供心理支持和干预,帮助患者应对手术和康复过程中的心理压力和挑战,帮助患者减轻焦虑和抑郁情绪,提高治疗的效果和康复质量。

3. 骨科精神医学在慢性疼痛管理中的应用

慢性疼痛是一个常见的骨科问题,它可能影响患者的生活质量和心理健康。骨科精神医学专家可以通过提供心理干预来帮助患者应对慢性疼痛问题。常见的心理干预方法包括认知行为疗法、生物反馈、放松训练、支持性心理治疗等。

(1)认知行为疗法(CBT)。

认知行为疗法(图1.1)是一种常用的心理治疗方法,在骨科领域中也得到了广泛的应用。

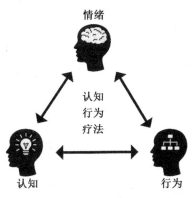

图 1.1　认知行为疗法

该疗法认为个体的思维方式和行为模式是导致情绪和行为问题的原因之一,因此通过改变个体的认知和行为,可以帮助其更好地应对疼痛和功能障碍等问题。

认知行为疗法的主要目标是帮助患者识别和改变其不合理的、负面的思维方式和行为模式。这种疗法通常由受过专业训练的心理医生或心理治疗师进行,主要包括以下几个步骤。

①评估。治疗师与患者进行面谈和测试,以确定其具体的思维和行为问题。

②目标设定。治疗师与患者一起确定治疗的具体目标和计划。

③认知重构。通过训练和指导,帮助患者识别和改变其不合理的思维方式,以促进其更积极的情绪体验和行为模式。

④行为干预。通过训练和指导,帮助患者改变其不良的行为模式,以促进其更好的适应能力和功能恢复。

⑤评估反馈。治疗师与患者一起评估治疗效果,并根据需要进行调整和

优化。

认知行为疗法在骨科领域中的应用主要包括以下方面。

①疼痛管理。通过帮助患者改变其对疼痛的认知方式和应对策略,减轻其疼痛体验,并提高其生活质量。

②恢复训练。通过帮助患者改变其对自身能力的认知方式,提高其自信心和积极性,促进其更好地康复和功能恢复。

③焦虑和抑郁。通过帮助患者改变其对自身和周围环境的认知方式,减轻其焦虑和抑郁症状,提高其心理健康水平。

认知行为疗法的优势在于它可以帮助患者改变他们的思维方式和行为模式,从而减轻疼痛和情感问题。在骨科手术的康复期,认知行为疗法也可以帮助患者逐渐重建他们的身体和心理功能。例如,患者可以使用深呼吸和肌肉放松来减轻疼痛和焦虑,并逐渐增加他们的体力活动。此外,认知行为疗法还可以帮助患者应对康复期间的不适和挑战,例如康复进展缓慢或者出现并发症等。

认知行为疗法在骨科精神医学中的应用非常广泛,其疗效也已得到了广泛认可。对于骨科患者而言,通过接受这种疗法,他们能够更好地应对疼痛和身心方面的问题。

(2)生物反馈。

生物反馈是一种可以帮助患者学习控制身体功能的治疗方法。在骨科精神医学中,生物反馈可以被用来帮助患者学会控制肌肉紧张和疼痛,从而加快他们的康复进程。

生物反馈通过使用仪器来监测和记录生理过程,例如心率、肌肉收缩和皮肤温度等。这些仪器可以将这些生理过程转化为可视化和可听化信号,患者可以通过观察这些信号来了解他们身体的反应,并学习控制这些反应。

在骨科领域,生物反馈通常被用来帮助患者控制疼痛和肌肉紧张。例如,一个骨科患者可能会出现肌肉紧张的症状,这可能会导致疼痛或干扰运动康复。通过使用生物反馈,患者可以学习如何松弛肌肉,从而减少疼痛和改善他们的运动能力。生物反馈可以被用作其他治疗方法的补充,例如认知行为疗法或药物治疗。通过帮助患者掌握自我调节技能,生物反馈可以增强治疗的效果,并提高患者的康复成功率。

生物反馈是骨科精神医学中一个非常有效的治疗方法,可以帮助患者控制疼痛和肌肉紧张,加快他们的康复进程,并提高治疗的效果。

(3)放松训练。

放松训练是骨科精神医学中常用的一种技术。这种技术主要通过一系列的练习和技巧来帮助患者学习如何放松身体和心理。放松训练通常包括以下几个步骤。

①深呼吸。深呼吸是放松训练中的关键步骤之一。通过深呼吸,患者可以放松身体,降低紧张和焦虑感。

②渐进性肌肉松弛。这是一种通过逐渐放松身体各部位肌肉,使身体逐渐放松和松弛的技巧。在练习过程中,患者可以通过注意力集中于身体各个部位,从而逐渐放松。

③想象练习。想象练习是通过想象愉悦的场景、声音、景象等方式来放松身心。这种方法可以帮助患者从日常生活的压力和焦虑中解脱出来。

放松训练在骨科领域的应用非常广泛,因为许多骨科疾病会导致肌肉紧张和疼痛,这会严重干扰康复和日常生活。通过放松训练,患者可以学习如何放松身体和心理,从而减轻疼痛和紧张,帮助他们更好地完成康复治疗和日常活动。

放松训练可以作为单独的治疗方法,也可以作为其他治疗方法的辅助治疗。例如,在认知行为疗法中,放松训练可以帮助患者控制焦虑和恐惧,从而提高治疗的效果。

(4)支持性心理治疗。

骨科精神医学中的支持性心理治疗是一种心理疗法,旨在帮助骨科患者面对身体疾病、手术和康复期间的情绪和心理困难。支持性心理治疗可以帮助患者理解和应对他们的情绪反应,增强他们的心理韧性,以及改善他们与治疗团队和家人之间的交流。

支持性心理治疗通常包括以下几个方面。

①情感支持。支持性心理治疗提供情感支持,帮助患者在治疗期间处理情感反应,如焦虑、恐惧、沮丧等。

②信息支持。支持性心理治疗提供有关疾病、手术和康复的相关信息,以帮助患者了解自己的情况。

③应对策略。支持性心理治疗帮助患者学习应对策略,如放松技巧、认知重构等,以减轻身体和情感上的压力。

④管理期望。支持性心理治疗帮助患者合理管理期望,理解治疗的进展和限制,并根据个人情况调整期望值。

⑤家庭支持。支持性心理治疗可以协助患者与家人建立更健康的沟通和互动模式,从而提高患者的生活质量。

骨科精神医学中的支持性心理治疗旨在提供全面的情感、信息和行为支持,以帮助患者在治疗期间应对情感和生理的压力,从而更好地康复。

通过这些干预方法,骨科精神医学专家可以帮助患者减轻疼痛感受,改善睡眠和情绪状态,增强自我控制和应对能力,提高生活质量和心理健康水平。

4.骨科精神医学在康复过程中的应用

康复过程是一个复杂的过程,需要患者在物理、心理和社会方面都进行恢复。骨科精神医学专家可以在康复过程中提供心理支持和干预,帮助患者应对心理压力和挑战,促进康复进程。具体可起到以下作用。

(1)评估和治疗心理问题。骨科精神医学专家可以评估患者的心理和情绪健康状况,并提供治疗方案,如药物治疗、心理治疗和认知行为治疗等,以帮助患者应对和减轻疼痛、焦虑、抑郁等问题。

(2)促进患者康复进程。通过提供康复支持和指导,骨科精神医学专家可以帮助患者实现自我管理和恢复,同时可以帮助患者建立积极心态,增强患者对治疗和康复的信心。

(3)改善生活质量。除了治疗患者的心理问题和促进康复进程外,骨科精神医学专家还可以提供其他支持和建议,以改善患者的生活质量。这些建议包括如何应对工作和家庭问题,如何管理疼痛,以及如何采取健康的生活方式等。

(4)处理疼痛管理。疼痛是骨科患者常遇到的问题,因此骨科精神医学专家可以通过评估和管理疼痛,帮助患者减轻疼痛并提高康复效果。

(5)处理睡眠问题。手术和创伤后,患者可能会遇到睡眠问题,例如失眠和做噩梦等。骨科精神医学专家可以评估和治疗这些问题,以帮助患者改善睡眠,从而促进康复进程。

(6)提供家庭支持。骨科精神医学专家可以与患者及其家人进行交流,提供家庭支持和指导,以帮助家庭应对康复过程中的各种挑战。

(7)促进康复后的适应能力。骨科精神医学专家可以提供康复后的适应能力支持,包括如何重返工作岗位和恢复日常生活的建议和指导,以帮助患者正常生活并增强自信心。

5. 骨科精神医学在骨科团队协作中的应用

骨科治疗需要骨科医生、护士、物理治疗师、营养师和骨科精神医学专家等多人的协作。在这个团队中,骨科精神医学专家可以提供心理咨询和支持,促进团队各成员的协作和沟通。

骨科精神医学专家可以帮助团队成员了解患者的心理需求和问题,为患者制订个性化的心理干预计划,提高治疗的效果和质量。同时,骨科精神医学专家也可以为团队成员提供心理支持和建议,减轻团队成员的工作压力和情绪疲劳。

通过骨科精神医学的应用,医生和治疗团队可以更好地理解和应对患者的情感和心理困难,从而提高治疗的效果和患者的生活质量。

在骨科治疗过程中,患者可能会面临各种心理和情感上的挑战,如焦虑、恐惧、沮丧等。这些困难会影响患者的身体康复和治疗效果,因此,骨科精神医学的应用变得越来越重要。骨科精神医学的应用对于患者的心理健康和生理康复都具有重要的作用。通过综合治疗,患者可以获得更全面的支持和帮助,从而更好地应对骨科治疗的各种挑战。

第4节 骨科精神医学与骨科神经病学的区别

骨科精神医学和骨科神经病学是两个不同的医学领域。尽管这两个领域都与骨科疾病有关,但它们的研究方向和治疗方法有很大的差异。下面将详细介绍骨科精神医学和骨科神经病学的区别。

骨科精神医学是一种将心理学和精神医学应用于骨科疾病治疗的学科。其主要研究方向是探究骨科患者在身体疾病和心理方面的相互作用,以及如何有效地治疗和管理骨科疾病引起的心理问题。骨科精神医学专家通常与骨科医生一起工作,为患者提供全面的治疗方案,包括心理治疗、药物治疗、行为疗法等。骨科精神医学的治疗目的是帮助患者改善其身体和心理状态,从而加速骨科疾病的康复和恢复。骨科精神医学主要关注以下问题。

1. 骨科患者的心理状态和行为

骨科患者常常面临身体疼痛、残疾、失能等问题,这些问题可能会导致患者的心理状态和行为出现改变。例如,患者可能会出现焦虑、抑郁、睡眠障碍等症状,影响患者的康复和生活质量。骨科精神医学专家通过心理评估和治疗,帮助患者应对这些问题,减轻其心理负担。

2. 骨科治疗对患者的心理影响

骨科治疗常常需要患者接受手术、理疗、康复训练等,这些治疗可能会对患者的心理产生影响。骨科精神医学专家通过评估患者的心理状态,制订个体化的治疗计划,帮助患者应对治疗过程中的心理问题,提高治疗的效果。

3. 骨科患者的心理疾病和药物治疗

骨科患者可能不仅仅面临身体上的疾病,还可能患有心理疾病,例如抑郁症、焦虑症、创伤后应激障碍等。骨科精神医学专家通过评估患者的心理状况,为患者制定个体化的药物治疗方案,并监测治疗效果和副作用。他们通常与患者的主治医生密切合作,以确保药物治疗的安全和有效性。

骨科神经病学是一种研究神经系统疾病与骨科疾病的关系的学科。其主要研究方向是诊断和治疗与神经系统相关的骨科疾病,例如脊柱畸形、脊髓损伤、周围神经病变等。骨科神经病学专家通常与神经外科医生、神经病学医生、康复医学专家等紧密合作,共同为患者提供全面的治疗方案,包括药物治疗、手术治疗、康复训练等。骨科神经病学主要关注以下问题。

1. 骨科疾病与神经系统疾病的关系

许多骨科疾病与神经系统疾病密切相关,例如脊柱畸形可能导致神经压迫,周围神经病变可能导致肢体麻木、疼痛等症状。骨科神经病学专家通过评估患者的症状和影像学表现,诊断和治疗骨科疾病所引起的神经系统问题。

2. 手术治疗的风险评估和康复训练

骨科神经病学专家通常参与手术治疗的决策和风险评估,并制订康复训练计划,帮助患者恢复功能。他们通过评估患者的神经系统状况和骨科疾病的严重程度,为患者提供个体化的康复训练方案,并监测康复进展和效果。

3. 药物治疗的选择和管理

骨科神经病学专家通过评估患者的症状和影像学表现,为患者制定个性化的药物治疗方案,并监测治疗效果和副作用。他们通常与患者的骨科主治医生密切合作,以确保药物治疗的安全和有效性。

在医学领域,各个学科之间相互交叉,相互配合,共同为患者提供全面的治疗方案。骨科疾病常常会导致身体和心理问题,因此骨科精神医学专家的作用越来越受到重视。而骨科神经病学则关注于神经系统疾病与骨科疾病的关系,为患者提供全面的治疗方案。虽然两个学科有一定的重叠,但它们的研究领域和治疗方式存在差异。骨科精神医学和骨科神经病学都致力于通过综合治疗帮助患者恢复身体和心理健康,提高生活质量。对于骨科患者来说,选择合适的医学专家和治疗方案是非常重要的。

第二章 骨科疾病与精神障碍之间的关系

第1节 骨科患者精神障碍的流行病学特征

骨科患者合并精神障碍分为骨科术前原有精神障碍和围手术期间出现的精神障碍。这些精神障碍包括焦虑、抑郁、精神分裂症、应激相关障碍、谵妄等,严重的情况甚至会危及生命。骨科患者精神障碍的流行病学特征对于骨科医生和精神科医生都非常重要,它们能够揭示出患者的精神健康状况,帮助医生制订更有效的治疗计划。本节将探讨骨科患者精神障碍的流行病学特征,包括患病率、风险因素、影响因素、防治策略等。

一、患病率

骨科患者精神障碍的患病率因病种、治疗方法、医院、地区等因素而异。焦虑症、抑郁症、双相情感障碍、精神分裂症和人格障碍等都可能在围手术期间发作,同时,一些精神障碍也会导致骨科患者的身体状况进一步恶化。

据研究统计,骨科患者中有相当一部分存在精神障碍。2020 年的一项系统评价显示,50% 以上的骨科急性创伤患者会在伤后出现抑郁、焦虑等不良情绪,并持续数年。骨科患者合并抑郁症或抑郁状态的比例是普通人群的 6 倍以上。一项研究表明,骨科患者手术后有 15%～30% 的人存在精神障碍,包括抑郁症、焦虑症等。

此外,有一些骨科疾病与精神障碍有关。一项研究显示,骨关节炎患者中有大约 50% 的人出现过抑郁症状。而脊髓损伤则可能导致肢体瘫痪、感觉丧失等症状,同时也可能引发精神卫生问题。骨折、脱位、肌肉拉伤等疼痛性骨科疾病对患者来说是一种强烈的应激因素,容易导致患者出现负面情绪。

骨科患者的精神障碍也可能影响疾病的康复过程。例如,围手术期睡眠障碍损害患者日间功能,甚至增加低氧血症等并发症的风险。因此,骨科医生需要意识到它们可能产生的影响,在日常工作中应该关注患者是否合并精神障碍,包括入院前、住院中和出院后 3 个阶段,在充分问诊和心理评估的基础上进行分级处理,提供必要的心理支持和治疗,对重型精神障碍发病期的患者应请精神科医生诊治。同时,加强健康教育、提高患者及家属的健康意识,也是预防和治疗骨科患者精神障碍的重要手段。

二、风险因素

1. 骨科患者精神障碍的风险因素

骨科患者精神障碍的风险因素主要包括以下方面。

(1)病情严重度。疼痛、残疾等病情严重的患者更容易出现精神卫生问题。慢性骨关节病或先天骨骼畸形患者常出现情绪低落和焦虑。骨肿瘤患者可能存在抑郁、焦虑情绪,甚至可能出现消极想法或行为。

(2)手术方式。手术方式的不同也可能导致精神卫生问题的发生率不同,例如,脊柱手术等骨科大手术后出现谵妄的比例相对较高。

(3)年龄和性别。年龄和性别是重要的风险因素。例如,老年人围手术期间更容易出现谵妄,女性创伤性肌肉骨骼损伤患者经历创伤后应激障碍的概率更高。

(4)社会支持。缺乏社会支持的患者更容易出现精神卫生问题。

2. 其他风险因素

除了上述骨科患者本身的风险因素外,一些外部因素也会对患者的精神健康产生影响。例如,医疗环境、家庭和社会的支持等都可能对患者的心理产生影响。

三、影响因素

1. 医疗因素

医疗因素是影响患者心理健康的一个重要因素。医疗因素主要包括医生的态度、沟通方式、治疗方案等。医生的态度和沟通方式直接影响患者的信任和满意度,进而影响患者的心理健康。此外,治疗方案的合理性和有效性也是影响患者心理健康的因素。

2. 社会因素

社会因素也是影响患者心理健康的一个重要因素。社会因素主要包括家庭和社会支持、经济状况、文化背景等。缺乏社会支持和经济困难会增加患者的心理压力,从而影响患者的心理健康。

3. 患者自身因素

患者自身因素也是影响患者心理健康的一个重要因素。患者自身因素主要包括个人性格、心理素质、应对方式等。个人性格和心理素质直接影响患者对疾病和治疗的接受程度,进而影响患者的心理健康。应对方式也会对患者心理健康产生影响,积极应对和乐观情绪有助于提高患者的心理健康水平。

四、防治策略

1. 预防措施

预防骨科患者精神障碍的关键是及时识别风险因素并采取相应的预防措施。具体措施包括以下几方面。

(1)加强医护人员的精神健康教育。医护人员在专科疾病诊疗过程中,需要关注患者的精神卫生问题及精神障碍。入院前应明确既往史和用药史,同时要尽量避免患者有意识掩盖长期精神障碍史。住院中通过观察患者的行为举止动态评估患者的情况,若患者存在相关症状可以通过相关量表进行症状评估或者联系精神科医生会诊。出院后在随访阶段给予积极的心理疏导。

(2)提供心理支持。骨科医院如有条件可以配备心理医生,为患者提供专业的心理咨询和治疗服务。此外,骨科医生也应该为患者提供情感上的支持,关心患者的心理健康,必要时建议患者至精神科诊治。

(3)加强社会支持。医疗机构和社区应该为患者提供充分的社会支持,缓解患者的经济和心理压力。

(4)合理治疗。骨科医生应该根据患者的具体情况,制定合理的治疗方案。治疗方案应该既能治疗疾病,又能减轻患者的心理负担。

2. 治疗方法

骨科患者精神障碍的治疗方法主要包括药物治疗、心理治疗和行为治疗等。

(1)药物治疗。药物治疗是骨科患者精神障碍的常用治疗方法。在全面评估身体情况和药物使用必要性的前提下,小剂量起始用药,用药期间需注意药物不良反应。常用药物包括抗抑郁药、抗焦虑药和抗精神病药等,用药前应和患者及家属充分沟通用药的必要性和风险等。

(2)心理治疗。心理治疗是骨科患者精神障碍的重要治疗方法。心理治疗主要包括认知行为治疗、人际心理治疗、家庭治疗、支持性治疗等。心理治疗周期较长,需要根据患者的具体情况来选择合适的治疗方法。

(3)行为治疗。行为治疗是骨科患者精神障碍的另一种治疗方法。行为治疗主要包括物理治疗、康复训练等。重复经颅磁刺激能有效减轻神经病理性疼痛,音乐电疗法能减轻患者术后的焦虑和对疼痛的敏感性,经皮神经电刺激疗法能有效减少患者阵痛药物的使用并缩短患者的康复训练周期。行为治疗需要根据患者的具体情况来选择合适的治疗方法。

3. 康复护理

康复护理是骨科患者精神障碍的重要防治措施。康复护理主要包括康复训练、社会支持和家庭支持等。

(1)康复训练。康复训练是骨科患者精神障碍康复的重要手段。康复训练可以帮助患者改善身体和心理功能,提高生活质量。常用康复训练包括体育锻炼、物理治疗、康复训练等。

(2)社会支持。社会支持可以帮助患者缓解心理压力,增强自我控制能力。社会支持主要包括提供经济援助、就业机会、心理支持等。

(3)家庭支持。家庭支持是骨科患者精神障碍康复的重要保障。家庭支持可以帮助患者改善家庭环境,提高自我控制能力。家庭支持主要包括提供经济支持、情感支持、心理支持等。

骨科患者精神障碍的发病率较高,对患者身心健康造成较大影响。因此,骨科医生应该加强对患者的精神障碍防治工作,采取综合治疗措施,提高患者的生活质量。

在精神障碍防治工作中,健康教育、心理支持、社会支持和合理治疗等是重要措施。同时,康复训练、社会支持和家庭支持也是骨科患者精神障碍康复的重要手段。

因此,骨科医生应该综合运用各种治疗手段,制定个性化的治疗方案,为患者提供全面的防治服务,提高患者的康复水平。

第2节 骨科常见的精神障碍

骨科疾病与精神障碍之间的联系已经得到了广泛的研究。研究表明,骨科患者中出现精神障碍的比例相对较高。这些精神障碍较常见的有焦虑障碍、抑郁障碍、精神分裂症、双相情感障碍等。下面将详细介绍骨科常见的精神障碍。

一、焦虑障碍

焦虑障碍是一种常见的骨科情绪障碍,患者的情绪状态往往表现为紧张、不安和担忧。焦虑障碍常常伴随着肌肉紧张、呼吸急促、心跳加速等身体反应。在骨科领域中,患者可能会出现对手术、治疗过程等的过度担心和焦虑。这种情绪反应可能会影响手术的成功率和恢复过程。

二、抑郁障碍

抑郁障碍者的情绪状态常表现为沮丧、无助和失落。抑郁障碍可以影响患者的思维、情感和行为。在骨科领域中,抑郁障碍可能会对患者的康复过程产生影响。抑郁障碍可能会导致患者对治疗缺乏信心,从而使治疗效果下降,并对患者的康复过程产生影响。

三、精神分裂症

精神分裂症是一种严重的精神障碍,患者的思维和情感状态往往是不稳定和混乱的。在骨科领域中,精神分裂症可能会导致患者的自我照顾能力下降,从而影响到康复过程。

四、双相情感障碍

患有双相情感障碍的患者的情绪状态可能会交替出现极度兴奋和极度沮丧。在骨科领域中,双相情感障碍可能会影响到患者对治疗效果的反应。患者在情绪高涨期可能会对治疗过于乐观,而在情绪低谷期可能会对治疗缺乏信心。

五、睡眠障碍

骨科疾病和手术可能会导致睡眠障碍,包括失眠、嗜睡、梦魇等。长期的睡眠障碍可能会对患者的身体和心理健康产生负面影响。

六、药物滥用和成瘾

一些骨科患者可能会滥用药物或药物成瘾,包括止痛药、镇静剂和抗抑郁药。这些药物的不适当使用可能会导致身体和心理的依赖和副作用。

七、社交焦虑障碍

一些骨科患者可能因为疼痛、残疾或外表改变等因素而出现社交场合持续紧张、自卑或恐惧等问题。这些问题可能会导致患者社交能力和自我评价的下降,进而影响他们的康复和生活质量。

八、摄食障碍

摄食障碍包括神经性厌食症、神经性贪食症、暴食障碍。骨科手术、疼痛和康复过程中的身体变化可能会导致摄食障碍的出现。

九、人格障碍

人格障碍是一种长期存在的明显偏离正常且根深蒂固的行为方式,具有适应不良的性质,可能导致个人在感情、行为和人际关系等方面的困难。骨科患者也可能患有某些类型的人格障碍。

十、应激障碍

骨科手术、创伤和疼痛可能会导致应激障碍的发生。患者可能会出现闪回、持续性回避、愤怒、恐惧、失眠和梦魇等症状。

需要注意的是,骨科患者的精神疾病分类并不是固定不变的,患者可能会出现多种类型的精神疾病,且疾病的表现和症状可能随着时间和治疗而变化。因此,在诊断和治疗过程中,需要进行详细的评估和跟踪,以便调整治疗方案。

第3节　精神障碍对手术的影响

骨科手术是一种重要的医疗干预手段,可以有效地帮助患者缓解疼痛、改善生活质量和恢复功能。然而,骨科患者的精神健康状况可能会影响手术结果和恢复过程。本节将从手术前、手术期和手术后三个阶段介绍骨科精神障碍对手术的影响。

一、手术前

1.影响手术决策的因素

骨科手术决策是一个综合考虑多种因素的过程,其中包括患者的疾病状况、手术风险和手术效果等。患者的精神健康状况也是一个重要的考虑因素。对于存在严重精神障碍的患者,需要进行综合评估,确定手术的适宜性和风险。一些精神障碍可能会导致患者对手术的不合理拒绝或不合理要求,需要及时对其进行干预和治疗。以下是一些可能的评估内容。

(1)精神病史。了解患者的精神病史,包括诊断、治疗经过、药物治疗情况等。这有助于确定患者的精神障碍类型、严重程度和稳定性。

(2)当前的精神症状。评估患者当前的精神症状,包括焦虑、抑郁、幻觉、妄想等。这有助于确定患者的精神状态和可能对手术和麻醉的影响。

(3)药物治疗。了解患者既往和当前正在使用的药物,包括精神药物、抗抑郁药、安眠药等。这有助于确定药物的剂量和可能的相互作用。

(4)心理评估。进行心理评估,以确定患者的认知和情感状态,特别是了解患者对手术的理解和接受程度、对手术结果的预期。这有助于确定患者的手术心理状态和可能的手术应对方式。

(5)麻醉评估。进行麻醉评估,包括麻醉前的体格检查、血液化验和心电图等。这有助于确定患者的麻醉风险和可能的麻醉并发症。

(6)风险评估。根据患者的精神障碍类型和症状,评估患者的手术风险和可能的并发症,制定相应的手术方案和预防措施。

综合评估的目的是为了确定患者的手术适宜性和风险,制定合适的手术方案和预防措施、初步的康复计划,以确保手术的安全性和有效性。医疗团队需要与患者及其家属进行充分的沟通和教育,向他们解释手术过程和风险,并提供必要的支持和建议。这可以帮助患者和家属理解手术的必要性和重要性,增强他们的信心和合作意愿,提高手术成功的可能性。

2.影响手术准备和术前心理干预的因素

骨科手术需要进行一系列的术前准备,包括体检、血液检查、心电图等。在此过程中,可能会发现患者存在某些精神障碍或相关的心理问题。这些问题可能会影响患者的手术准备和恢复过程。例如,抑郁症患者可能会出现睡眠障碍和自杀风险,需要进行相应的干预和治疗。

此外,在术前,骨科医生可能会进行一些术前心理干预,以帮助患者减轻手术焦虑、提高自我效能感和增强应对能力。这些干预包括一般性心理支持、认知行为治疗、放松训练等。下面是一些常见的术前心理干预方法。

(1)认知行为治疗。通过健康教育等方式帮助患者了解手术过程以及相关的风险和效果,纠正他们对手术的错误想法和恐惧,提高他们的认知水平和自我效能感,以减轻他们的焦虑和抵触。

(2)放松训练。通过深度呼吸、渐进性肌肉松弛和正念练习等技术,帮助患者缓解紧张和焦虑,增加自我控制和情绪调节的能力,提高他们的心理健康水平。

(3)社会支持。通过家庭成员、朋友和医护人员的关爱和支持,鼓励患者建立和积极运用社会支持体系,增加他们的信任和依赖感,减轻他们的孤独感和沮丧感,提高他们的生活质量和康复效果。

(4)个体心理治疗。通过与心理治疗师的沟通和交流,帮助患者发现和解决他们的心理问题和疾病,提高他们的自我认知和情绪调节能力,以增强他们的康复信心和自我效能感。

(5)群体心理治疗。通过与其他患者分享经验和情感,建立情感支持和信息共享的群体,增加患者的社会支持和交流,提高他们的康复信心和自我效能感。

二、手术期

1. 影响麻醉效果和手术风险的因素

麻醉是骨科手术中不可或缺的环节,它能够有效地减轻患者的疼痛和恐惧感。然而,患者的精神障碍可能会影响麻醉效果和手术风险。例如,抑郁症患者可能会对麻醉药物产生耐药性,需要调整剂量或使用不同的麻醉药物。而焦虑症患者则可能出现对麻醉过程的恐惧和抵触,需要进行特殊的镇静和支持。

2. 影响手术结果的因素

精神障碍可能会影响手术结果和术后恢复。一些研究表明,抑郁症和焦虑症的患者术后疼痛程度和术后功能恢复可能会受到影响。而注意缺陷多动障碍患者则可能会出现手术后注意力和认知功能下降的问题。因此,对于存在精神障碍的骨科患者,在手术前应该进行全面的评估和干预,以减轻其精神障碍对手术结果的影响。

3. 影响骨科医生诊疗判断的因素

某些精神障碍患者在患病后,容易敏感多疑,或固执,难以接受合理的建议。

在此情况下,患者的心理健康状况会明显影响骨科医生对手术本身的判断,如选择什么样的术式等问题。因此,需要家属给以积极的配合。

三、手术后

1. 影响康复过程和长期预后的因素

术后恢复是骨科手术一个重要的阶段,它涉及患者的康复和长期预后。精神障碍可能会影响患者的康复和长期预后。

因此,在手术后,对于存在精神障碍的患者,应该进行定期的随访和康复指导,帮助其缓解精神障碍症状,使其认识到术后康复的重要性和必要性,并提高自我效能感和康复信心,促进术后恢复和长期预后。以下是一些常见的方法和措施。

(1)定期复诊。根据手术情况和患者的康复情况,制订合理的复诊计划。在复诊中,医生可以对患者进行全面的身体和精神状态评估,了解患者康复进程和存在的问题,及时发现和解决问题。

(2)精神专科治疗。如果患者的精神症状比较严重,需要考虑进行精神专科治疗,包括药物治疗、心理咨询和治疗、物理治疗。药物治疗、物理治疗均可以缓解精神症状,心理咨询和治疗可以帮助患者缓解心理压力,改善不良情绪,解决心理冲突,提高自我效能感,增强康复信心。

(3)康复训练。针对患者的康复需要,进行个性化的康复训练。这包括身体机能康复、康复运动、日常生活技能训练等,旨在帮助患者恢复正常的生活和工作能力。

(4)家庭支持。患者的家人和社会环境对其康复和长期预后也有重要的影响。在随访和康复指导中,可以鼓励患者的家人和朋友给予支持和关爱,提高患者的康复信心和康复效果。

精神障碍对骨科手术的影响是一个复杂的问题,涉及多个阶段和多个方面。在手术前,需要进行全面的评估和必要的干预,以确定手术的适宜性和风险。在手术期,需要根据患者的精神障碍类型和症状,进行相应的麻醉、术式选择和手术处理。在手术后,需要进行定期的随访和康复指导,必要时给以精神专科治疗,从而帮助患者缓解精神障碍症状,提高自我效能感和康复信心,促进术后恢复和长期预后。

除了精神障碍,其他慢性疾病,如糖尿病、高血压等也可能会影响骨科手术的结果和康复。因此,医生在评估患者是否适合进行手术时,还需要考虑到患者的全身状况和慢性疾病的控制情况。

最后,骨科手术需要进行团队合作,医生、护士、康复师等在各个环节的协作对手术结果和患者的康复都非常重要。因此,对于存在精神障碍的患者,需要进行跨学科的团队协作,以保证手术的成功并促进患者的康复。

第4节 恢复期间的精神健康问题

术后恢复是骨科手术中一个重要的阶段,它涉及患者的康复和长期预后。精神健康问题是影响术后恢复过程的一个重要方面。本节将讨论术后恢复期的精神健康问题,包括精神障碍对术后恢复的影响、应对策略和康复指导等。

一、精神障碍对术后恢复的影响

精神障碍可能会影响患者的康复和长期预后。例如,抑郁症和焦虑症的患者可能会出现术后的自我护理能力下降和生活质量恶化的问题。而精神分裂症患者则可能出现术后药物依从性不佳和康复难度大的问题。以下将详细介绍精神障碍对术后恢复的影响。

1. 抑郁症对术后恢复的影响

抑郁症是一种常见的精神障碍,主要表现为情绪低落、快感缺失、易怒和自我否定。它可能会影响患者的康复和长期预后。一些研究表明,抑郁症的患者术后的疼痛程度和术后功能恢复可能会受到影响。同时,抑郁症可能会影响患者的自我护理能力和生活质量,进而影响康复和长期预后。尤其需要注意的是,严重的抑郁症患者有自杀倾向,可能不配合后续康复,更要防止自杀行为的发生。

2. 焦虑症对术后恢复的影响

焦虑症是一种常见的精神障碍,可以表现出惊恐发作、担心、害怕、莫名紧张恐惧等症状,这些症状可能会影响患者的康复和长期预后。焦虑症可能会导致患者对术后恢复的恐惧和抵触,进而影响患者的康复进程和效果。

3. 精神分裂症对术后恢复的影响

精神分裂症是一种常见的精神障碍,其症状有幻觉、妄想、激越行为或隐性症状等,可能会影响患者的康复和长期预后。精神分裂症患者受精神症状影响,社交功能往往受损,对人敌对、敏感,可能存在术后治疗依从性不佳的问题,同时,社交能力退化,自我护理能力下降,也会影响康复进程和效果。

除了上述提到的影响外,精神障碍还可能会对术后恢复造成以下影响。

1. 增加术后并发症的风险

精神障碍患者可能存在自我危害和自我忽视行为,术后恢复期间容易出现感染、深静脉血栓等并发症,从而延长康复时间。

2. 影响术后康复的主观感受

精神障碍可能导致患者产生负面情绪,例如焦虑、抑郁、失眠等,从而影响术后康复的主观感受和生活质量。

3.延长康复时间

精神障碍患者可能需要额外的时间和精力来应对疾病本身和治疗带来的影响,从而延长康复时间。

4.增加康复成本

精神障碍患者需要额外的医疗和心理支持,从而增加康复成本。

二、应对策略

针对精神障碍对术后恢复的影响,医务人员需要采取一些应对策略,以提高患者的康复效果。以下是一些常见的应对策略。

1.评估精神健康状况

在术前和术后,医务人员需要对患者的精神健康状况进行评估,了解患者是否存在精神障碍,以及疾病的严重程度和治疗情况等。这有助于制定个性化的康复方案,同时也可以提前预防和应对精神健康问题。

2.提供心理支持和咨询

对于存在精神障碍的患者,医务人员需要提供心理支持和咨询服务,帮助患者缓解焦虑和抑郁情绪,提高自我护理能力和生活质量。这可以通过多种方式实现,例如倾听患者的心声、提供心理教育和行为治疗等。

3.鼓励社交活动和参与康复训练

对于精神分裂症患者,社交能力和自我护理能力的提高是重要的康复目标。医务人员可以通过鼓励患者参与社交活动和康复训练,帮助他们建立社交网络和提高自我管理能力,从而提高康复效果。家人的陪同、支持,能有效提高患者在康复期的治疗,提高依从性。

4.指导患者药物治疗和管理

精神障碍患者需要长期维持药物治疗,医务人员需要指导患者正确使用药物,管理药物副作用和监测治疗效果。这有助于提高药物依从性和治疗效果,同时减少康复过程中的不良反应和复发风险。

5.建立多学科协作团队

术后恢复是一个多学科协作的过程,需要各种医疗专业人员的协作和配合。建立多学科协作团队,可以提高康复效果和减少精神健康问题的发生。医疗团队可以包括骨科医生、心理医生、社工、物理治疗师等,以共同促进患者的康复。

三、康复指导

对于术后恢复期的精神障碍患者,医务人员需要提供全面的康复指导,帮助他们尽快恢复并避免复发。以下是一些常见的康复指导。

1.定期复诊和监测

精神障碍患者需要定期复诊和监测,以评估治疗效果和监测药物副作用。医务人员需要提醒患者定期就诊,并配合患者进行复诊和监测。

2.饮食和生活方式指导

饮食和生活方式对于精神障碍患者的康复至关重要。医务人员需要指导患者采用健康的饮食和生活方式,例如减少咖啡因和酒精摄入、保持规律的睡眠和运动等。

3.药物管理指导

医务人员需要指导患者正确使用药物,避免过量或漏服药物,同时提醒患者注意药物的副作用和风险。

4.心理卫生指导

对于存在焦虑、抑郁等精神健康问题的患者,医务人员需要提供相应的心理卫生指导和支持,帮助患者缓解情绪问题并提高自我管理能力。

5.康复训练指导

医务人员可以根据患者的康复需求,制订相应的康复训练计划,并提供指导和支持,帮助患者提高自我护理和社交能力。

以上是针对术后恢复期的精神障碍患者的一些应对策略和康复指导,这些措施有助于提高患者的康复效果和生活质量,减少复发风险。但是,不同患者的康复需求和情况各不相同,医务人员需要根据患者的具体情况进行个性化的康复指导和支持。

第5节 骨科疾病和成瘾行为

当谈到骨科疾病时,我们通常会想到与骨骼、肌肉和关节有关的问题。然而,近年来的研究表明,骨科疾病与成瘾行为之间存在着复杂而微妙的联系。成瘾行为,例如吸烟、酗酒和药物滥用等,可能会对骨科疾病的发病、治疗效果和康复产生不良影响。因此,对于骨科疾病患者,同时考虑到成瘾行为对个体的影响,是非常必要的。在本节中,我们将探讨骨科疾病与成瘾行为之间的关系,并提供一些应对策略以帮助一些存在成瘾行为的骨科患者更好地康复。

一、药物成瘾

骨科疾病如骨折、骨质疏松、滑膜炎、关节炎等通常需要较长时间的治疗和康复,而治疗过程中需要使用药物来控制疼痛和炎症等症状。然而,部分药物可能会导致成瘾行为的发生,尤其是对于那些成瘾易感的个体,进而对患者产生不良影响,具体表现如下。

1. 药物成瘾导致康复效果不佳

药物的滥用或成瘾行为会导致骨科疾病患者康复效果不佳,成瘾者通常会超过规定的剂量或缩短药物使用时间间隔,这会导致药物耐受性的产生,使得药物的治疗效果下降。

2. 药物成瘾加重疾病的严重程度

药物成瘾不仅会影响治疗效果,还会加重疾病的严重程度。成瘾者往往会忽视自己的身体状况,长时间滥用药物,引发骨骼和肌肉等器官的损伤和疼痛,从而加重原有的疾病。

3. 成瘾行为影响患者心理健康

成瘾行为还会影响患者的心理健康。患者可能会因为成瘾行为的后果而感到自责和焦虑。此外,成瘾行为也可能导致社交隔离和工作丧失等问题,进一步影响患者的心理健康。

此外,骨科疾病本身也可能对成瘾行为产生影响,主要表现在以下方面。

1. 疼痛和炎症刺激成瘾行为的产生

骨科疾病经常会导致疼痛和炎症等不适症状,而成瘾者可能会利用药物来缓解这些症状。长期的疼痛和炎症刺激可能会导致成瘾者在治疗期间滥用药物,从而产生药物成瘾行为。

2. 骨科手术后的康复期可能会导致成瘾行为的发生

骨科手术后的康复通常需要较长时间,而这期间患者需要使用药物来控制疼痛和炎症等症状。然而,长期使用药物可能会导致药物依赖和成瘾行为的产生。

对于骨科疾病患者和药物成瘾者,以下是一些治疗建议。

1. 多种治疗方式的综合运用

对于骨科疾病患者,治疗不仅仅是依靠药物来控制疼痛和炎症等症状,还需要采用多种治疗方式,如物理治疗、康复运动等。这样可以减少药物的使用量,降低成瘾的风险。

2. 个体化的治疗方案

对于成瘾易感的个体,需要采用个体化的治疗方案。医生需要根据患者的病情、年龄、身体状况等因素,制定针对性的治疗方案,尽可能减少存在成瘾风险药物的使用。因此对于骨科疾病患者,需要进行定期的随访和评估。医生需要监测患者的药物使用情况和成瘾风险,并根据情况调整治疗方案。

3. 心理治疗和支持

对于成瘾者,心理治疗和支持尤为重要。同时,提供社会支持和帮助成瘾者重建社交网络也很有必要,可以减少患者的社交隔离和孤独感,有利于其心理健康的恢复。

骨科疾病和药物成瘾之间存在复杂的相互关系。治疗骨科疾病患者需要采用综合治疗方式,制定个体化治疗方案,定期随访和评估,以及心理治疗和支持等措施,以减少药物成瘾风险。同时,对于成瘾者也需要进行心理治疗和支持,帮助其重建社交网络,恢复正常生活和工作。

二、吸烟

吸烟是全球公认的一个健康危害因素,其危害不仅限于肺部,还会对身体其他器官产生严重的影响。对于骨科患者来说,吸烟可能会对疾病治疗和康复带来很多负面影响。下面将详细介绍吸烟对骨科患者的影响,希望能给广大患者和医护人员提供一些有用的参考信息。

1. 吸烟对骨质的影响

吸烟是导致骨质疏松症的危险因素之一。研究表明,吸烟会导致骨密度降低,从而增加骨折的风险。研究发现,吸烟者骨折的风险是非吸烟者的两倍以上。这是因为烟草中的化学物质可以干扰身体中的钙质吸收,从而导致骨质疏松。此外,吸烟会影响骨骼的微循环和组织修复,进一步加剧骨质疏松的程度。

2. 吸烟对骨科手术的影响

(1)手术后恢复时间更长。吸烟会干扰血液循环和氧气供应,这会对手术后的伤口愈合和康复产生负面影响。研究表明,吸烟者的手术恢复时间通常要比非吸烟者长。研究发现,吸烟者在膝关节置换术后的康复时间要比非吸烟者长20%以上。

(2)手术成功率降低。手术的成功率与术后感染风险密切相关。吸烟者由于免疫系统受到抑制,容易发生感染等并发症,从而影响手术的成功率。研究表明,吸烟者的手术成功率要比非吸烟者低。

3. 吸烟对骨科疾病的治疗影响

(1)药物治疗效果降低。吸烟会影响身体对药物的吸收和代谢,从而降低药物的治疗效果。研究发现,吸烟者的骨质疏松药物治疗效果要比非吸烟者差。

(2)手术后复发风险增加。吸烟会降低身体的免疫系统功能,从而增加手术后复发的风险。研究发现,吸烟者的关节置换术后复发风险要比非吸烟者高。

(3)康复效果差。吸烟会对身体的氧气供应和血液循环产生负面影响,从而影响康复效果。研究发现,吸烟者的关节置换术后康复效果要比非吸烟者差。

4. 吸烟对骨科患者的心理影响

吸烟不仅对身体产生负面影响,还会对心理健康产生影响。研究表明,吸烟会增加抑郁和焦虑等心理问题的发生率,这会影响患者的康复和治疗效果。

5. 吸烟对骨科患者的家庭和社会影响

吸烟不仅会对患者本人产生影响,还会对家庭和社会产生负面影响。研究表明,吸烟会导致医疗费用增加、失业率和死亡率上升等问题,这会给家庭和社会带来不必要的负担。

6. 应对措施

(1)戒烟。戒烟是预防吸烟对骨科患者产生负面影响的最好方法。研究表明,戒烟可以降低骨质疏松和骨折的风险,减少手术后的并发症,提高药物治疗的效果,改善康复效果,减少心理健康问题,并降低医疗费用、失业率和死亡率等。因此,对于骨科患者来说,戒烟是非常有必要的。

(2)保持健康生活方式。除了戒烟外,骨科患者还应该保持健康的生活方式,包括定期锻炼、饮食均衡、避免过度饮酒等。这些措施可以帮助骨科患者降低骨质疏松和骨折的风险,改善身体状况,提高治疗效果。

(3)寻求专业帮助。对于已经成为吸烟者的骨科患者,应该寻求专业的帮助来戒烟。可以选择参加戒烟课程、使用戒烟药物等方法,这些都可以帮助患者戒烟成功并改善身体状况。

总之,吸烟对骨科患者的影响非常大,包括手术后并发症风险增加、康复效果差、药物治疗效果降低等问题。因此,骨科患者应该尽量戒烟,保持健康生活方式,并在需要时寻求专业帮助。

三、酗酒

酗酒对身体和心理健康都有负面影响。在骨科领域,酗酒也会对患者的治疗和康复产生影响。下面将介绍酗酒对骨科患者的影响,以及如何预防和治疗。

1. 酗酒对骨科患者的身体影响

(1)酗酒与骨质疏松。酗酒会影响骨骼的健康,导致骨质疏松和骨折的风险增加。酒精会干扰身体对钙和维生素 D 的吸收,使骨骼中的钙流失,导致骨密度降低。研究发现,酗酒者骨质疏松的风险比非酗酒者高 2 倍以上。

(2)酗酒与骨折。酗酒会导致骨折的风险增加。研究表明,酗酒者骨折的风险比非酗酒者高 2 倍以上。酒精会干扰身体的平衡和协调能力,使得行走和其他日常活动变得困难,从而增加摔倒的风险。

(3)酗酒与创伤。酗酒会影响身体的感知和判断能力,使得患者更容易发生意外事故和创伤。在骨科领域,酗酒者更容易受到骨折、脱臼、拉伤等创伤的影响。

2. 酗酒对骨科患者的治疗影响

(1)手术风险增加。酗酒会影响身体的免疫系统功能和伤口愈合能力,从而增加手术风险。酒精会干扰身体对麻醉药物的代谢,使得麻醉药物的效果变差。同时,酗酒者的手术后恢复时间也会更长。

(2)药物治疗效果降低。酗酒会影响身体对药物的吸收和代谢,从而降低药物的治疗效果。酒精会干扰药物的吸收和代谢,从而使药物在体内的浓度发生变化,从而导致药物治疗效果降低。

(3)康复期延长。酗酒者的身体机能和免疫系统功能受到影响,从而导致康复期延长。酒精会对伤口愈合和组织修复产生负面影响,使得患者康复的时间更长。

3. 预防和治疗酗酒对骨科患者的影响

(1)戒酒。戒酒是预防和治疗酗酒对骨科患者影响的首要方法。戒酒可以减少酒精对骨骼健康和免疫系统的影响,减少骨质疏松、骨折和创伤的风险。此外,戒酒可以提高手术和康复的成功率。

(2)饮食。合理的饮食可以帮助骨科患者保持良好的骨骼健康。饮食中应包含足够的钙和维生素 D,以帮助骨骼强健。同时,应避免过多的糖分和盐分,以避免酗酒对身体健康的负面影响。

(3)锻炼。适量的运动可以增强骨骼的密度和强度,从而减少骨质疏松和骨折的风险。此外,运动还可以帮助骨科患者恢复身体的功能和免疫系统,提高手术和康复的成功率。

(4)治疗酗酒。如果骨科患者有酗酒问题,应积极治疗酗酒。治疗酗酒可以减少对身体的负面影响,提高骨科患者的身体健康和免疫系统功能,从而提高手术和康复的成功率。

骨科患者应该认识到酒精对身体健康的负面影响,积极采取措施避免和减少酗酒的风险。同时,医生和家人也应该关注患者的酒精消费情况,提供必要的支持和帮助。只有在酒精消费得到控制的情况下,才能保证骨科手术和康复的顺利进行,减少并发症的发生,提高治疗效果和生活质量。

在本节中,我们探讨了一些成瘾行为对骨科患者身体和心理健康的影响。会增加骨质疏松、骨折和创伤的风险,影响手术和康复的成功率,增加术后并发症,等等。因此预防和治疗这些成瘾行为是非常重要的。我们介绍了一些有效的预防和治疗方法,可以减少成瘾行为对骨科患者身体和心理健康的影响,加速康复,提高生活质量。

第三章　骨科精神医学的发展方向

第1节　骨科精神医学目前存在的问题

骨科精神医学作为一个新兴的领域，目前仍然存在一些问题和挑战。下面将从以下几个方面探讨这些问题，并提出一些具有可行性的解决方案。

一、骨科精神医学专业人才缺乏

骨科精神医学是一门复杂而专业化的学科，需要医生具备较高的综合素质和专业知识。但是，目前骨科精神医学专业人才缺乏的情况比较普遍，这也是制约该领域发展的一个重要因素。在这种情况下，需要采取一系列措施，吸引更多的专业人才加入骨科精神医学领域队伍。例如，可以加强骨科精神医学专业的培训和教育，开展相关的研究和宣传活动，提高专业知名度和吸引力，同时还可以加强国际合作和交流，引进国外的先进技术和经验，推动该领域的发展。

二、治疗方案和评估工具缺乏

骨科精神医学领域的另一个问题是缺乏有效的治疗方案和评估工具。为了解决这个问题，需要加强骨科精神医学领域的研究和开发，开发出更加适合的综合性治疗方案和个性化评估工具，提高治疗效果，减轻患者的痛苦。

三、缺乏跨学科合作

骨科精神医学需要跨越医学、心理学等多个学科领域的合作，才能更好地发挥其作用。然而，目前骨科精神医学领域中，不同学科之间的合作仍然存在不足。在这种情况下，需要加强不同学科之间的合作和交流，建立跨学科合作机制，共同推动骨科精神医学的发展。这可以通过建立跨学科的合作机构和平台，共同开展研究和实践项目，提高各学科之间的相互理解和协作能力等方式来实现。

四、医疗保障不完善

骨科精神医学领域的发展还受到医疗保障不完善的制约。目前，骨科精神医学的医疗保障水平和范围比较有限，很多患者无法得到足够的医疗保障和经济支持。这也限制了骨科精神医学的发展和推广。为了解决这个问题,需要加强政府和医疗机构的支持和投入,扩大骨科精神医学的医疗保障范围,提供更加完善的医疗保障和服务,让更多的患者受益。

五、社会认知度不足

骨科精神医学作为一个新兴的领域,目前在社会认知度方面还存在不足。很多人对于骨科精神医学的认知和理解比较模糊,这也影响了骨科精神医学的发展和推广。为了提高社会对骨科精神医学的认知度和理解度,需要加强宣传和教育,推广骨科精神医学的理念和成果,让更多的人了解和认识骨科精神医学的重要性和价值。

六、隐私保护和伦理道德问题

骨科精神医学的发展也涉及隐私保护和伦理道德问题。骨科精神医学领域涉及患者的隐私和个人信息,需要加强隐私保护和信息安全管理。同时,骨科精神医学的研究和实践也需要遵守严格的伦理道德规范,确保患者权益得到充分保障。为了解决这个问题,需要加强相关的法规和规范的制定和执行,建立健全的隐私保护和伦理道德体系,保护患者的合法权益。

在骨科精神医学中,人才缺乏、治疗方案和评估工具缺乏以及跨学科合作不足是当前需要着重解决的问题。解决这些问题需要政府、医疗机构、专业学会以及相关企业等多方共同努力,加强对骨科精神医学领域的投入,提高知名度和吸引力,吸引更多的专业人才参与其中,推动骨科精神医学的发展。相信在各方的共同努力下,骨科精神医学一定会迎来更加美好的未来。

第2节　骨科精神医学的发展和成果

骨科精神医学是交叉学科,它将骨科和精神病学两个领域相结合,旨在为患有骨科疾病和精神心理障碍的患者提供全面的医疗护理。随着人们对精神健康的重视不断增强,骨科精神医学的重要性也日益凸显。未来,随着医学技术和研究的不断发展,骨科精神医学也将朝着更加全面、个性化和综合的方向发展。在本节中,我们将探讨骨科精神医学未来的发展方向,并介绍一些最新的技术和研究成果。

一、发展方向

1. 以患者为中心的治疗

未来骨科精神医学的发展将更加注重以患者为中心的治疗,通过个性化治疗方案满足不同患者的需求和期望。医生将更加关注患者的心理和社会环境,从而提供更全面和有效的治疗。

2. 使用数字化技术

随着数字化技术的不断发展,骨科精神医学也将更多地利用人工智能、虚拟现实、远程医疗等技术来提高治疗效果和患者体验。例如,通过虚拟现实技术可以为患者提供更真实的手术模拟和康复训练,从而提高治疗效果。

3. 综合性治疗

骨科精神医学的治疗方法将不再局限于传统的心理治疗和药物治疗,而是将更多地采用综合性治疗。例如,物理治疗、营养治疗、中医等治疗方法也将被纳入治疗方案中。

4. 预防和干预

骨科精神医学未来的发展将更加注重预防和干预,旨在防止和减少精神健康问题的发生。医生将更加关注患者的生活方式和心理状态,为患者提供更全面和个性化的预防和干预措施。

除了以上提到的几个方向外,骨科精神医学的未来发展还有以下几个方向。

1. 宣传教育和早期干预

随着越来越多的人开始关注精神健康问题,宣传教育和早期干预成为骨科精神医学的重要方向之一。通过提高公众的精神健康意识、加强骨科医生的培训和教育、开展筛查和评估等措施,可以有效地预防和早期干预骨科患者的精神健康问题,从而提高患者的康复率和生活质量。

2. 个体化治疗

骨科精神医学的发展趋势是向个体化治疗方向发展。根据患者的病情、个人需求和生活环境等因素,制定个性化的治疗方案,包括药物治疗、心理治疗、社会支持等多种治疗手段,以满足患者的需求,提高治疗效果。

3. 应用人工智能技术

人工智能技术在医疗领域的应用越来越广泛,骨科精神医学也不例外。通过应用人工智能技术,可以提高骨科医生的诊断和治疗效率,减少误诊和漏诊的风险,从而更好地服务患者。

4. 多学科合作

骨科精神医学是一门综合性学科,需要多个学科的协作。骨科医生需要与精神科医生、神经科医生、社会工作者等多个专业领域的人员协作,以提高患者的治疗效果和生活质量。因此,未来骨科精神医学的发展趋势是更加注重多学科协作。

二、研究成果

骨科精神医学领域目前的技术和研究成果不断涌现,以下是一些最新的例子。

1. 虚拟现实技术

虚拟现实技术已开始应用于骨科手术的前期准备和手术模拟中,这有助于骨科医生更好地了解手术步骤和解剖结构。此外,虚拟现实技术也可以用于训练骨科医生和患者,帮助他们更好地理解病情和治疗方案。虚拟现实技术已经被证明是一种有效的治疗方法,可以用于减轻疼痛、缓解焦虑和增强康复效果。此外,虚拟现实技术还可以用于疼痛管理,通过分散患者的注意力,减少疼痛感受。

2. 智能化手术

智能化手术是一种利用人工智能技术来辅助骨科手术的方法。利用这种技术,骨科医生可以更准确地定位手术部位,更精确地测量和评估手术效果,并更好地规划手术步骤和治疗方案。人工智能技术可以帮助医生更快地做出诊断和治疗决策,从而提高医疗效率和精准度。例如,使用机器学习技术,可以对大量的患者数据进行分析,发现潜在的治疗趋势和模式,为医生提供更好的治疗建议。此外,人工智能还可以用于自动化手术过程和机器人辅助手术,减少手术风险和提高手术效果。

3. 骨科移植

骨科移植是一种利用外源性或内源性骨组织来治疗骨科疾病的方法。目前,骨科医生已经可以使用基因编辑技术来改变骨移植组织的性质,基因编辑技术可以用于治疗遗传性骨科疾病和骨骼缺陷。例如,利用基因编辑技术可以修复患者的 DNA 缺陷,恢复骨骼生长和修复损伤。此外,基因编辑技术还可以用于开发新的骨科治疗方法和药物,为患者提供更好的治疗选择。

4. 脑神经刺激技术

脑神经刺激技术是一种利用电刺激或磁刺激来调节大脑神经活动的方法。这种技术已经被证明可以用于治疗慢性疼痛、神经损伤和肌肉痉挛等骨科问题。

5. 心理治疗和行为干预

心理治疗和行为干预已经成为骨科精神医学领域的重要组成部分。这些方法可以用于治疗慢性疼痛、焦虑和抑郁症等精神健康问题,从而改善患者的生活质量和治疗效果。

在骨科精神医学的未来发展方向方面,我们可以预见到更多的跨学科合作、更精准的诊断和治疗手段的出现,以及更加个体化的医疗模式的实现。随着人类对于身心健康的重视程度不断提高,骨科精神医学的地位和作用也将愈加重要。骨科精神医学领域的技术和研究成果不断涌现,这为骨科医生和患者带来了更多治疗选择和改善生活质量的机会。未来,随着科技的不断发展和研究的深入推进,我们可以期待更多的创新和进步,为广大患者提供更好的治疗和关怀。

第3节　骨科医生在精神医学方面的要求

骨科医生在精神医学方面的要求是一个非常重要的话题。随着社会发展和医学技术的不断进步,骨科医生在临床工作中不仅要掌握骨科知识和技能,还要具备一定的心理学和精神医学知识。本节将从以下几个方面详细阐述骨科医生在精神医学方面的要求。

一、了解精神疾病的基本知识

骨科医生在临床工作中经常接触到一些需要与患者进行沟通的情况,如询问患者病情、解释手术风险等。因此,骨科医生需要了解精神疾病的基本知识,以更好地与患者进行沟通和协作。例如,骨科医生需要了解精神疾病的诊断标准、症状表现、治疗方法等,以便在与患者交流时能够更好地理解他们的病情和需求。

二、掌握心理学知识

在临床工作中,骨科医生需要不断面对各种各样的疾病和病情,需要具备应对压力和情绪的能力。因此,骨科医生需要掌握一定的心理学知识,以更好地管理自己的情绪和处理患者的情绪问题。例如,骨科医生需要了解情绪调节的方法、压力管理的技巧等,以便在工作中更好地与患者交流和沟通。

三、具备沟通和倾听技能

骨科医生在与患者交流时需要具备良好的沟通和倾听技能。这对于建立医患信任关系、了解患者的需求和提高治疗效果非常重要。因此,骨科医生需要掌握一些沟通和倾听技巧,如积极倾听、表达同情和理解、用简单易懂的语言和肢体语言进行交流等。

四、了解疼痛管理和药物治疗的基本原理

疼痛是骨科患者最为常见的症状之一。因此,骨科医生需要了解疼痛管理和药物治疗的基本原理,以便更好地为患者提供有效的疼痛缓解的治疗。同时,骨科医生还需要了解药物治疗对患者心理和精神健康的影响,以便在治疗中综合考虑患者的身体和心理健康。

五、参与心理社会治疗和康复方案的制定

在骨科治疗中,心理社会因素对于治疗效果的影响不容忽视。因此,骨科医

生需要积极参与心理社会治疗和康复方案的制定,以便综合考虑患者的身心健康,为患者提供全面的治疗服务。

六、了解精神卫生法律法规和伦理道德规范

骨科医生在进行精神医学方面的工作时需要遵守相关的法律法规和伦理道德规范。例如,骨科医生需要了解精神病患者的强制治疗规定、患者隐私保护等方面的法律法规,在工作中严格遵守相关规定,保护患者的合法权益。

七、骨科医生在精神医学方面的培训

(1)在医学院校中加强精神病学教育。医学院校应该为骨科医生提供足够的精神病学课程,以便他们在日后的职业生涯中更好地应对精神健康问题。

(2)提供实习机会。医疗机构可以提供实习机会,让骨科医生可以在精神病学科或心理健康中心进行实习,以便他们可以更深入地了解精神病学的理论知识及技能。

(3)提供在线学习资源。在线学习资源可以为骨科医生提供便捷的精神病学培训。在线课程和培训资源可以让骨科医生依据自己的时间和地点学习,以便更好地平衡工作和学习的需求。

(4)举办讲座和研讨会。医疗机构可以邀请专业的精神病学专家举办讲座和研讨会,以便骨科医生可以学习最新的研究成果和治疗方法。这些活动可以组织成小组讨论、案例研究等形式,以便骨科医生可以更好地掌握精神病学知识。

(5)提供实践案例。医疗机构可以提供实践案例,以便骨科医生可以更好地了解和掌握精神病学知识和技能。这些实践案例可以包括病例分析、模拟患者等。

综上所述,骨科医生在精神医学方面的要求包括了对精神疾病基本知识的了解、心理学知识的掌握、沟通和倾听技能的提升,以及法律法规和伦理道德规范的遵守等方面。这些要求不仅能够帮助骨科医生更好地应对各种临床工作中的问题,同时也能够为患者提供更全面的治疗服务,提高治疗效果和患者满意度。同时,提高骨科医生的精神病学知识和技能对于提高精神健康治疗的质量和效果非常重要。医疗机构可以通过各种培训策略和资源来满足骨科医生的培训需求,并促进不同专业之间的合作和交流,共同为精神健康治疗做出贡献。

第二篇　骨科医生的素质与医患沟通

第四章　骨科医生的心理素质

第1节　骨科医生的忍耐力

在医学领域,骨科医生经常面临各种各样的挑战,需要展现出非凡的忍耐力。苏轼的《留侯论》中有一段名言:"古之所谓豪杰之士者,必有过人之节,人情有所不能忍者。匹夫见辱,拔剑而起,挺身而斗,此不足为勇也。天下有大勇者,卒然临之而不惊,无故加之而不怒。此其所挟持者甚大,而其志甚远也。"他告诉我们,真正的勇敢不是受到侮辱后立即拔剑与人拼命,而是能在突发事件出现后毫不惊慌失措,在受到无端的侮辱时能够保持平静的心情。只有这样,无论是手术操作中的复杂情况、患者的情绪波动,还是医疗团队内部的协作问题,骨科医生都能够保持冷静,处理好每一个细节,确保最终的治疗效果。因此,忍耐力是骨科医生必备的素质之一。在这一节中,我们将探讨骨科医生所需要具备的忍耐力,并分析忍耐力在骨科医疗实践中的应用。

一、骨科医生所需要具备的忍耐力

1. 忍耐患者带来的痛苦

骨科疾病和伤害通常会带来剧烈的疼痛,这给患者带来极大的痛苦和不适,很多人在应激状态下丧失了平时的思维能力、判断能力和克制能力,容易判断失误,容易冲动、激动,因此不理智行为的发生在所难免。他们的做法往往给医疗工作带来极大的困难,甚至给骨科医生带来痛苦和伤害。为了避免骨科医生陷入愤怒和屈辱的旋涡,甚至失去应有的判断力,进而影响治疗质量,就需要骨科医生展现出非凡的忍耐力,更加仔细地听取患者的病史,进行细致的检查,以确保给患者提供正确的治疗方案。在治疗过程中,骨科医生需要耐心地解释治疗过程和预期效果,以便患者能够更好地理解和接受治疗。

2. 忍耐手术中的困难

骨科手术通常是一项非常复杂的操作,需要骨科医生具备高超的手术技巧和经验。然而,在手术过程中,骨科医生常常会遇到各种各样的困难,例如手术部位难以操作、手术器械不适合、手术时间过长等等。在这些情况下,骨科医生需要展现出非凡的忍耐力和耐心,积极面对问题,仔细分析问题,并采取正确的解决方案,以确保手术的成功和安全。

3. 忍耐患者和家属的情绪

骨科疾病和伤害往往会给患者和家属带来巨大的心理压力和情绪波动。有些患者和家属可能会出现情绪失控、焦虑、抑郁、睡眠障碍等情况。在这些情况下,骨科医生可能会被误会,遇到不公正的待遇,甚至受到屈辱以及各种各样的打击。因此,骨科医生需要展现出非凡的忍耐力和耐心,倾听患者和家属的心声,提供温暖和安慰,并寻找最佳的解决方案。需要理解和尊重患者和家属的情感,积极地帮助他们应对疾病和伤害,缓解其心理压力和痛苦。

4. 忍耐团队协作中的问题

在骨科医疗实践中,骨科医生需要与其他医护人员紧密协作,以确保最佳的治疗效果。然而,在团队协作中,可能会出现各种各样的问题,例如沟通不畅、任务分配不清等。在这种情况下,骨科医生需要展现出非凡的忍耐力和耐心,设身处地关心和理解团队成员,实现与其他团队成员的有效沟通和协商,寻找最佳的解决方案,以确保治疗的顺利进行。

二、忍耐力在骨科医疗实践中的应用

1. 提高患者满意度

骨科医生的忍耐力可以帮助患者缓解疼痛和不适,改善其治疗体验和提高满意度。良好的医患关系有助于心身健康,通过倾听患者的心声、充分理解患者的心情,关爱患者、提供温暖和安慰、耐心解释治疗过程和预期效果等方式,骨科医生可以帮助患者建立信任和依赖,增强其治疗的信心和意愿。

2. 提高手术成功率

骨科医生的忍耐力可以帮助其应对手术中的困难和挑战,提高手术成功率和安全性。通过仔细分析手术难点,采取正确的解决方案、细致的手术操作和有效的团队协作等方式,降低患者的不安感,从而确保手术的安全和成功。

3. 提高医疗质量

骨科医生的忍耐力可以帮助其应对医疗实践中的各种问题和挑战,提高医疗质量和安全性。通过与其他医护人员紧密协作、有效沟通和协商、寻找最佳的解决方案等方式,骨科医生可以确保医疗实践的高效和顺利进行。

4. 提高医生个人素质

骨科医生的忍耐力可以帮助其提高个人素质和职业道德。通过应对各种挑战和困难、妥善对待患者和家属、展现出高超的手术技巧和团队协作能力等方式,骨科医生可以提高个人素质和职业形象,为医学领域树立良好的榜样。

三、如何提高骨科医生的忍耐力

1. 加强专业技能培训

骨科医生需要具备高超的手术技巧和丰富的临床经验,才能应对复杂的疾病和伤害。高尔基说过,才能不是别的什么东西,而是对事业的热爱,当人们迷恋自己的工作,对工作热情洋溢时,会给能力的发展提供巨大的动力。因此,应该调动骨科医生的主观能动性,加强专业技能培训,提高其手术技能和临床经验,以便更好地应对各种挑战和困难。

2. 提高沟通和协调能力

在骨科医疗实践中,骨科医生需要与其他医护人员紧密协作,以确保治疗的顺利进行。因此,医院应该提高骨科医生的沟通和协调能力,使其善于观察周围人的情绪和思想动向,善于处理各种人际关系,善于在纷繁复杂的情况下做出正确的决策,培养与其他团队成员有效沟通和协商的能力,以便更好地处理各种协作问题。

3. 加强人性化关怀

骨科疾病和伤害往往会给患者带来巨大的痛苦和不适,需要医护人员给予温暖和关怀。因此,医院应该加强人性化关怀,提高医护人员的情感关怀和沟通能力,以便更好地帮助患者缓解痛苦和不适。在医患沟通中,强调损失的信息对检查行为最有效,而强调获利的信息对预防行为最有效。

4. 加强心理健康教育

骨科医生长期从事高强度的工作,容易产生心理疲劳和压力。因此,医院应该加强骨科医生的心理健康教育,提高其应对心理压力和疲劳的能力,以便更好地处理各种挑战和困难。

在骨科医疗实践中,忍耐力是骨科医生必备的素质之一。骨科医生需要应对各种各样的挑战和困难,包括患者带来的痛苦、手术中的困难、患者和家属的情绪波动以及医疗团队内部的协作问题等。只有具备非凡的忍耐力,才能应对这些挑战和困难,提高患者的治疗效果和满意度,树立医生的良好形象。

医院应该加强骨科医生的专业技能培训、沟通和协调能力培养、人性化关怀和心理健康教育,以提高骨科医生的忍耐力和应对能力,确保医疗实践的高效、顺利进行,为患者提供更好的医疗服务。

第2节　骨科医生的决策能力

骨科医生在临床实践中需要做出许多决策,这些决策直接关系到患者的治疗效果和安全性。因此,骨科医生需要具备非凡的决策能力,以应对各种复杂情况和挑战。在这一节中,我们将深入探讨骨科医生的决策能力,分析骨科医生如何做出正确的决策,以提高患者的治疗效果和安全性。

一、骨科医生所需要具备的决策能力

1.全面的临床知识

骨科医生需要具备全面的临床知识,包括病理生理学、影像学、药物学等方面的知识,以便能够全面、准确地评估患者的病情,并制定相应的治疗方案。

2.独立思考和分析能力

骨科医生需要具备独立思考和分析能力,能够快速准确地评估患者的病情和制定治疗方案。在面对复杂的情况和挑战时,骨科医生需要仔细分析各种因素,权衡利弊,做出正确的决策。

3.灵活性和适应性

骨科医生需要具备灵活性和适应性,能够根据患者的实际情况和治疗效果进行调整和改进。在面对各种不同的疾病和情况时,骨科医生需要快速适应,做出正确的决策。

4.高超的技能和丰富的经验

骨科医生需要具备高超的技能和丰富的经验,能够应对各种复杂的手术和治疗情况。在面对手术中的各种挑战和困难时,骨科医生需要凭借自己的技能和经验,做出正确的决策。

二、决策能力在骨科医疗实践中的应用

1.优化治疗方案

骨科医生的决策能力可以帮助其优化患者的治疗方案,提高治疗效果和安全性。通过全面的临床知识、独立思考和分析能力、灵活性和适应性等,骨科医生可以制定出最适合患者的治疗方案,避免不必要的痛苦和风险,提高治疗效果和安全性。

2.优化手术决策

骨科医生的决策能力可以帮助其优化手术决策,提高手术效果和安全性。通过高超的技能和丰富的经验、独立思考和分析能力、灵活性和适应性等,骨科医生可以制定出最适合患者的手术方案,避免手术中的各种风险,提高手术效果和安全性。

3.优化药物治疗

骨科医生的决策能力可以帮助其优化患者的药物治疗,提高治疗效果和安全性。通过全面的临床知识、独立思考和分析能力、灵活性和适应性等,骨科医生可以制定出最适合患者的药物治疗方案,避免不必要的药物风险和副作用,提高治疗效果和安全性。

4. 提高医疗质量

骨科医生的决策能力可以帮助其提高医疗质量和安全性。通过全面的临床知识、独立思考和分析能力、灵活性和适应性等,骨科医生可以制定出最适合患者的治疗方案、手术决策和药物治疗,避免不必要的痛苦和风险,提高医疗质量和安全性。

三、如何提高骨科医生的决策能力

1. 加强专业技能培训

骨科医生需要具备全面的临床知识、高超的技能和丰富的经验,才能做出正确的决策。因此,医院应该加强骨科医生的专业技能培训,提高其临床知识和手术技能,以便更好地应对各种情况和挑战。

2. 提高独立思考和分析能力

骨科医生需要具备独立思考和分析能力,能够快速准确地评估患者的病情和制定治疗方案。因此,医院应该提高骨科医生的独立思考和分析能力,培养其对各种疾病和情况的全面认识和理解,以便更好地做出正确的决策。

3. 提高灵活性和适应性

骨科医生需要具备灵活性和适应性,能够根据患者的实际情况和治疗效果进行调整和改进。因此,医院应该提高骨科医生的灵活性和适应性,培养其快速适应各种不同情况的能力,以便更好地做出正确的决策。

4. 加强团队协作能力

骨科医生在临床实践中需要与其他医护人员紧密协作,以确保治疗的顺利进行。因此,医院应该加强骨科医生的团队协作能力,培养与其他团队成员有效沟通和协商的能力,以便更好地处理各种协作问题。

5. 增强风险意识和安全意识

骨科医生需要具备高度的风险意识和安全意识,能够在治疗中避免风险和错误。因此,医院应该增强骨科医生的风险意识和安全意识,培养其对医疗安全和风险的敏感性和认识,以便更好地保障患者的安全和治疗效果。

四、骨科医生如何做出正确的决策

1. 全面评估患者的病情

在治疗过程中,骨科医生需要全面评估患者的病情,包括病情的严重程度,病情的稳定性,患者的身体状况,患者的年龄、病史,病情的发展趋势等方面的因素,以便更好地制定治疗方案和手术决策。

2. 分析病情的影响因素

骨科医生需要分析病情的影响因素,包括病情的类型,发病原因,病情的发展趋势,患者的身体状况、病史等方面的因素。在分析过程中,骨科医生需要权衡各种因素,做出正确的决策。

3. 制定合理的治疗方案

骨科医生需要制定合理的治疗方案,包括手术治疗、药物治疗、物理治疗、康复治疗等方面的治疗方案。在制定治疗方案时,骨科医生需要考虑患者的病情、身体状况、治疗效果等方面的因素,以便更好地提高治疗效果和安全性。

4. 根据实际情况进行调整和改进

在治疗过程中,骨科医生需要根据患者的实际情况进行调整和改进,以提高治疗效果和安全性。在调整和改进过程中,骨科医生需要考虑各种因素,包括患者的病情、治疗效果、治疗方案等方面的因素。

5. 持续学习和提高

骨科医生需要不断学习和提高,更新自己的临床知识和技能,以便更好地应对各种情况和挑战。骨科医生需要参加各种专业培训和学术交流活动,了解最新的医疗技术和治疗方案,提高自己的临床水平和决策能力。

在骨科医生的临床实践中,正确的决策能力是非常重要的。通过全面评估患者病情、分析病情的影响因素、制定合理的治疗方案、根据实际情况进行调整和改进、加强团队协作和沟通、加强风险意识和安全意识、持续学习和提高等多种方式,骨科医生可以提高其决策能力,做出更为准确和有效的治疗方案和手术决策,提高患者的治疗效果和安全性,从而更好地保障患者的健康和生命安全。因此,医院应该注重骨科医生决策能力的培养和提高,以提高医疗质量和服务水平,更好地满足患者的需求和期望。

第3节　骨科医生的职业艺术

在医学界,艺术的含义超越了美学的传统界限,它是一种综合体现,融合了精湛的技术、深厚的知识以及对人性的理解和关怀。对于骨科医生来说,这种艺术具有更加深远的意义。因为他们的工作,既涉及对生命的敬畏,也关乎对生活质量的追求。

骨科医生的职业艺术,指的是他们如何巧妙地运用专业知识、精湛技能,以及深度的理解和关怀,来解决病患面临的种种问题,实现治疗目标。这种艺术的实现,不仅需要科学的精神,也需要人文的关怀,而且需要持续的学习和积累。以下我们将展开探讨。

一、临床技术和手术技巧

骨科医生需要掌握一系列临床技术和手术技巧。从常规的骨科检查,到复杂的骨科手术,这些技术和技巧的运用,不仅需要理论知识的支持,还需要大量的实践经验。而熟练地运用这些技术和技巧,也是骨科医生的职业艺术的重要体现。他们还需要根据患者的具体情况,灵活地调整手术策略,最大限度地改善患者的健康状况。

二、深度理解和判断能力

在骨科医生的职业艺术中,另一个重要的方面是深度理解和判断能力。骨科医生需要深入理解患者的病情,以便进行准确的诊断和有效的治疗。这需要他们具备丰富的医学知识,熟悉各种疾病的临床表现和病理机制。同时,骨科医生还需要具备良好的判断能力,以便在面对复杂、模糊或矛盾的临床信息时,做出正确的诊断和治疗决策。

三、终身学习和专业发展

在医学领域,特别是在骨科医学领域,终身学习和专业发展是至关重要的。随着医疗技术的快速进步和研究成果的不断涌现,骨科医生必须保持一种持续的、积极的学习态度,以确保他们的知识和技能与时俱进,最大限度地满足患者的需求。

终身学习不仅涵盖了专业知识和技能的学习,还包括了关于患者关怀、沟通技巧、道德伦理和法规等方面的学习。骨科医生需要定期参加专业培训,获取最新的治疗指南,熟悉新的手术技术,同时,他们还需要更新他们的医疗法规知识,保证自己的医疗实践符合法规要求。此外,通过学习新的疾病管理和沟通技巧,骨科医生可以更好地为患者提供全面的医疗服务。

专业发展是骨科医生职业生涯的重要部分。随着经验的积累和技能的提高,骨科医生可以选择在特定的领域进行深造,一些骨科医生可能会选择进入管理或者教育领域,这种职业发展不仅可以提供更多的职业满足感,还可以让骨科医生更好地为医疗社区和患者做出贡献。

四、人性关怀和患者教育

在骨科医生的职业艺术中,人性关怀和患者教育都强调以患者为中心的医疗模式,追求的是医患关系的平等,以及对患者全面的身心关怀。

人性关怀远超出了传统的医疗服务,涉及对患者身心健康、精神需求、生活质量等方面的全面关注。骨科医生需要在医疗实践中,尊重患者的人格尊严,理解并满足他们的独特需求。人性关怀的实践并非简单的同情心,而是需要医生投入真挚的情感,表现出诚恳的态度,以建立起深厚的医患信任关系。同时,人性关怀也涉及医生自身的情绪管理,他们需要具备处理高压情况,以及应对患者情绪波动的能力。

患者教育是骨科医生职业艺术的另一重要组成部分。有效的患者教育可以帮助患者更好地理解他们的疾病,参与决策,遵从治疗,并进行适当的自我管理。在患者教育过程中,骨科医生需要将复杂的医疗知识,如疾病病理、治疗选择、术后康复等,以易于理解的方式传达给患者。同时,他们还需要尊重患者的价值观和生活习惯,尽可能地让治疗计划符合患者的生活环境和偏好。这一过程需要医生运用良好的沟通技巧,以确保信息的有效传递。

在骨科医生的职业生涯中,艺术不仅仅表现为精湛的手术技术或深厚的专业知识,更深层次地,它涵盖了对患者的全人关怀,包括人性关怀和患者教育,以及对自我发展和进步的持续追求。这是一种独特的融合,医术和艺术在此交汇,构成了骨科医生职业艺术的真谛。这种艺术不仅让医生与患者之间建立起深厚的信任关系,也使医生能够以更高的标准为患者提供服务。这是一种不断追求、不断发展的过程,是骨科医生职业生涯中的一个持久承诺。

第五章　骨科医生的道德修养

第1节　骨科医生的职业道德

在医学领域中,骨科医生的职责不仅仅包括诊断和治疗疾病,他们还在维护患者生理和心理健康,促进康复,甚至在提供慰藉和支持方面发挥着关键作用。因此,作为医学专业人士,他们需要拥有扎实的专业知识和技能,同时还需遵循一定的职业道德标准,这些道德标准往往被形象地称为"医者仁心"。

在历史长河中,医生的道德行为一直受到重视。从古希腊医生希波克拉底起誓的伦理准则,到现代医学伦理学的发展,医生的道德行为和伦理规范一直是医学教育和医疗服务的重要组成部分。特别是在骨科这个手术居多、直接影响患者生活质量的医学分支中,医生的道德行为对患者的治疗效果和满意度有着重要影响。这些道德规范构成了骨科医生的职业精神,是他们在日常工作中的行为导向和价值判断的重要依据。同时,骨科医生的职业道德也是医患关系和医疗服务质量的重要保证。

在这一节中,我们将对骨科医生的职业道德进行详细的探讨,以期提供对这一重要主题的深入理解和启示。

一、遵循医学伦理原则

1. 尊重患者的自主权

在医疗服务中,骨科医生需要尊重患者的自主权,这是医学伦理的基本原则。每一位患者都有权决定是否接受治疗,以及选择治疗方式。为了让患者能做出知情的决定,骨科医生有责任提供完整、真实、透明的信息,包括疾病的状况、治疗的利弊、可能的并发症等,以帮助他们做出明智的决定。对于不能自主决定的患者,骨科医生需要尊重他们的法定代理人的决定,同时考虑患者的最佳利益。

2. 不损害原则

"不损害"是医学伦理的一个重要原则。在实施治疗时,骨科医生需要时刻注意潜在的伤害,尽可能减小手术和治疗过程中对患者的伤害。这包括选择最佳的手术方法,合理使用麻醉药物和疼痛药物,防止术后并发症等。同时,对于不能治愈的疾病,骨科医生需要用最佳的方式来减轻患者的痛苦,提高他们的生活质量。

3. 公正原则

公正原则要求医生在医疗服务中公正对待每一位患者,无论他们的年龄、性别、种族、社会经济状况、疾病状况等。这意味着,在资源有限的情况下,骨科医生需要按照病情的紧急程度和治疗的必要性,公正、公平地为患者提供医疗服务。骨科医生也需要对所有患者保持尊重和善意,避免任何形式的歧视和偏见。

二、持续的自我修养

1. 专业素养

骨科医生作为专业人士,需要持续学习,掌握最新的医学知识和技术。他们需要定期参加学术会议和培训课程,阅读专业文献,掌握最新的研究成果和治疗方法。专业素养也包括对疾病的敬畏,对患者的尊重,对知识的追求。无论在任何情况下,他们都应保持专业的态度和行为。

2. 道德素养

道德素养是医生职业道德的核心部分。骨科医生需要保持崇高的道德素质,这包括诚实、公正,尊重他人和对生命的敬畏。他们需要保护患者的隐私,尊重患者的权利和尊严,遵守法律法规和职业道德。无论在医院还是在社会上,他们都需要保持良好的道德行为,作为医生的角色模范。

三、对社会的责任

1. 服务社区

作为医生,他们不仅是治疗疾病的专家,也是社区健康的推动者。他们应积极参与社区的健康教育活动,提高公众对骨科疾病的认识和预防,发挥他们的专业技能,促进社区的健康。他们应该关注社区中的健康问题,尤其是骨科疾病的流行病学情况,提供科学的预防和治疗建议,为社区健康做出贡献。

2. 科学研究

骨科医生有责任参与科学研究,发现新的治疗方法,为医学的发展做出贡献。他们应当关注骨科的前沿问题,积极参与基础和临床研究,推动骨科医学的进步。在进行科学研究时,他们必须遵守科研伦理,尊重研究对象,确保研究的合法性和科学性。

医疗专业人士的道德责任并不止于他们的患者,而是扩展到整个社会。这些核心价值观在每一位骨科医生的职业生涯中都发挥着重要的作用,塑造他们的行为,并指导他们为患者和社区提供优质的医疗服务。

在今天这个信息爆炸、医疗技术快速发展的时代,骨科医生面临着许多新的伦理问题和道德挑战,包括处理复杂的医患关系、适应新的医疗技术,以及处理各种可能的冲突和矛盾。因此,维护并提高骨科医生的职业道德标准,不仅需要他们个人的努力,还需要医学教育和医疗机构的支持。

面对这些挑战,骨科医生应坚守职业道德的核心原则,始终以患者的最佳利益为导向。同时,他们也需要不断更新知识,提高技能,以便能够提供最优质的医疗服务。最后,骨科医生应该倡导并实践透明、公正和尊重患者自主权的医疗服务模式,以此来提高医疗服务的质量和患者满意度。

第2节　骨科医生的常见心理健康问题及应对策略

由于骨科医生职业的特殊性,需要长期面对病情危重的急诊创伤患者、长时间的手术、患者对手术未知的恐慌和术后康复等不确定性因素。这些工作不仅需要骨科医生拥有高超的操作技术、丰富的专业知识和严谨的工作态度,还需要具备良好的沟通技巧、较强的身体素质和心理韧性,如果不能及时调节,很容易导致众多心理健康问题,如职业倦怠、焦虑障碍、抑郁障碍、药物成瘾、创伤后应激障碍等。因此,骨科医生的心理健康问题成为医疗行业中备受关注的问题之一。在这一节中,我们将探讨骨科医生常见的心理健康问题,并提出相应的解决方案,以帮助骨科医生保持良好的心理状态和工作效率。

一、工作压力和个人家庭问题

压力作为一个心理学及生物学的术语,指人类面对情绪上或身体上的威胁时,所激发出的一种身心不安、紧张、焦虑、苦恼和被逼迫的感受状态。骨科医生作为医疗团队中最繁忙和疲劳的成员之一,工作和生活的节奏快。而身边种种让我们产生压力的事物或处境称为"压力源",可以是内在的,也可以是外在的,当作用于不同人身上会引致不同的"压力反应",随后在生理、心理、认知、情绪等方面表现出来,骨科医生也不例外。

1. 工作时间长

骨科医生的作息通常是不固定的,早上到医院后便开启一整天紧密的工作,从交班、查房到连轴转的数台手术,有时连吃饭的时间都很难抽出,私下里还要处理一件接一件琐碎的事情,兼顾学习和科研等,就连周末也经常排得满满当当,而这对骨科医生们来说属于是"基本操作"。美国一项调查骨科与急诊创伤医学科医生工作条件的研究指出,每周平均工作时间为 55 小时,73% 的人每月在急诊服务机构工作超过 5 次,52% 的人 24 小时值班在 3 次以上。

手术时间由操作的复杂程度而定,除去麻醉时间,短则十几分钟至两个小时,如切开复位内固定、关节置换等;长则五六个小时,如脊柱侧弯的矫正;像复合性、多发性的创伤手术,最长的甚至可以达到 24 小时以上。为此,很多人称"每一位骨科医生上辈子都是折翼的木匠",意指他们在工作里离不开敲敲打打、修修补补。但对于骨科医生来说,他们需要通过一道道工序精雕细琢后,恢复人体的正常功能,帮助患者获得行动自由。

应对策略:骨科医生既要完成手术和治疗计划,又要想办法安抚患者和家属焦虑不安的情绪,长期下来需要承受身体和心理的双重压力,如果不及时调节,很可能会引发一些心理健康问题,从而影响工作状态。

(1)加强关系。在高强度工作中,有同事来支持、换班或处理困难病例至关重要。建立一个与合拍的朋友或同事组成的"支持性小组"可能是骨科医生保持战斗力的最重要方式之一,踏实的组员可以让你在休息时间不被突发事件打扰,充分地休息,恢复精力和体力。

(2)休息—恢复模式。努力工作,然后停止,休息恢复,再重新开始工作,可以提高医生的注意力和认知能力,带来积极、正向的情绪,特别是在高压状态下非常必要。休息可以是在白天短暂地抓住片刻暂停、深呼吸、与同事聊天或散步,也可以是工作日之外的假期,选择喜欢的食物和运动,好让大脑从高压的精神状态中休息一下。

2. 术中不良事件(intraoperative adverse event,IAE)

对于骨科医生来说,手术失败和患者死亡是无法避免的。除了老年患者,骨科里的患者经常是因为工伤或者交通事故被送到急诊,这些意外创伤患者,往往由于事发突然、病情复杂,即使医生们已经将可能发生的并发症及手术风险降至最低,但结局却并不理想。有些患者及家属一时难以接受,很容易情绪急躁,将负面情绪转移到骨科医生身上,对医生的心理健康产生深刻的影响,尤其是当医生感到自责和无能为力时。这类术中不良事件通常习惯直接归因于外科医生的技术错误或术中判断不理想,导致医生处在担心被投诉、被误解的状况。

应对策略:据世界卫生组织统计显示,在发展中国家,大手术的死亡率约为10%,在发达国家中,接受外科手术治疗后导致严重并发症的患者比例为3%~17%,住院患者手术期间的死亡率为0.4%~0.8%。因此,对于医源性导致的IAE,医护人员们应预防避免在手术室护理工作实践中可能造成病人死亡、残疾等严重后果的任何疏忽;对于非医源性造成的IAE,医疗服务体系应努力支持骨科等外科医生,在IAE发生时提供透明化、标准化的程序和报告,以减少外科医生不必要的担忧。此外,医生可以通过与家人、同事谈话来减轻对患者死亡的自责和焦虑,参加专业培训和课程,学习如何处理复杂和危险的情况。

3. 个人家庭问题

工作时长、工作环境中的身份变化(如升职、深造等),可能会导致骨科医生缺乏时间和精力去关注家庭和个人需求,妨碍他们与家人间的联系,从而陷入工作影响家庭、家庭影响工作的恶性循环中。据美国疾控中心统计,骨科医生的婚姻状况,2000年至2011年间,结婚率下降了9%,而离婚率增加了7%。现在,人们初婚时年纪更大,与非配偶在一起时间更长。

应对策略:多数骨科医生已在工作中承受了过多的身体和心理压力,一个良好的家庭支持与联结有助于改善医生的负面情绪,提高工作效率。前文提到与同事组成"支持性小组",在平衡家庭和工作时,有助于兼顾工作质量和家庭和谐。抽出相对固定的时间参加家庭等其他社交活动,与家人沟通和交流,分享自己的感受和经验。如果工作和家庭长期无法平衡,对生活和工作状态带来不良的、负面的影响,必要时可以向精神心理专业人员寻求咨询或帮助,通过如家庭治疗等专业技术手段的干预,调整家庭关系模式和状态。

二、职业倦怠

面对如此高强度的工作环境,作为人类的一员,都会有感到精疲力竭的那一刻。有些人可以通过自我调适,恢复精神和体力重新投入到工作中,还有些人无法调适,在严重的慢性压力下转变为一种职业心态上的"濒死状态"——职业倦怠(job burnout)。职业倦怠指在工作中情绪衰竭、去人性化和个人成就感的降低的一种生理上、心理上多维度的综合性症状。倦怠具有消极性,对个体的心身健康和工作表现都有不良影响,较多发生在助人职业的从业人员中,主要表现为情绪衰竭(低落)、对服务对象的消极淡漠态度、工作热情下降、护理质量下降以及在工作中缺乏个人成就感等行为,是职业压力研究领域的一个热点问题。正因如此,2019 年 5 月,世界卫生组织正式将"职业倦怠"作为一种综合征,列入《国际疾病分类》第十一次修订版(ICD-11)中,用于提醒人们,如果在工作中频繁出现筋疲力尽的状态,可能需要正视自己的心身问题。

近年来,我国也加大了对医务人员、警察和教师等工作倦怠高发职业的关注和研究。北京 5 所三级综合医院的研究调查发现:三级甲等医院对医疗、科研、教学的要求高,竞争激烈,因此在此类医院工作的医务人员压力最大,心理健康水平较低,更容易出现职业倦怠。职业倦怠并不是中国医生的"专利"。研究指出,有78%的美国医生和80%的英国医生均存在职业倦怠,被认为是许多高收入国家的公共卫生危机,因为它不仅带给医生心灵的痛苦,影响个人生活质量和工作满意度,而且对整个医疗保健系统产生了严重的压力,特别是威胁患者的护理和安全。

多项研究表明,科室因素在职业倦怠上的差异显著,骨科等其他外科医生作为医生的一个特殊群体,对工作的疲劳感和情绪衰竭明显高于内科医生,外科医生人数可占70%,可能的原因与专科工作性质、薪酬、医生资质、性别不平等(男性普遍多于女性)、社会支持和工作家庭冲突等相关。2022 年 1 月,美国一项涉及 29 个专科领域的 13 000 多名医生参与了职业倦怠、压力及焦虑抑郁现状调查,结果指出53%的医生产生了职业倦怠,且医学专科领域不同,医生的职业倦怠率也不一样,其中骨科占45%,主要原因包括工作时间过长、同事间缺乏尊重和行政任务太多等。

应对策略:情感耗竭是职业倦怠的最初"预警"症状,学会放松和管理自身的情绪状态是防止职业倦怠的关键。压力源是外因,通常无法由我们控制,不受个人意志变化而变化,而压力反应是个体主观能动性发挥作用的空间,可以通过调整压力的应对态度、学习压力的管理方法,改善自身生活质量。

(1)识别。学会识别职业倦怠发生前的信号和迹象是改善的第一步。职业倦怠量表(修订版)(maslach burnout inventory, revised edition, MBI-R)能全面系统地反映情绪衰竭、去人性化和个人成就感三个方面,可以较为系统地了解职业倦怠的情况,是临床中常用的量化评定工具之一(见表5.1)。情绪衰竭和去人性化维度的得分越高、个人成就感维度的得分越低,说明职业倦怠程度越高。(得分说明:量表总得分在50分以下,工作状态良好;得分在50~100分,建议适当休假,离开工作岗位一段时间进行调整;得分在100分以上,建议咨询专业医生或换个工作。)

(2)承认。研究指出,家人、亲友的情绪支持对防止外科医生因工作家庭冲突出现职业倦怠至关重要。由于医生之间几乎不会相互交流与患者交往过程中的感受或具体细节,往往很难意识到心理层面的困境。可以对自己信任的人承认这一点,大方承认自己遇到问题反而是有力量的表现,积极寻求身边人的支持和帮助。大多数医生表示,与家人相处、进行活动和锻炼可以带来幸福感。

(3)重新评估。当人们在没有认清本质需求的情况下,做出的职业选择很大程度上会出现内外部动机不一致,导致职业倦怠。因此在工作前,要树立正确的心态,学会欣赏自己、正视自己、接纳自己、肯定自己、客观评价自己和反思自己,从而更清楚自己的能力和机会,调整工作动机,制订切实可行的目标计划,出于兴趣或成就感而行动,才能产生更强的激励作用,摆脱倦怠影响。

(4)挑战。寻求工作上的挑战和变化,例如参加专业培训和课程,增强专业知识和技能。职业倦怠更倾向于是"职业病",不仅仅是医生个人的问题,它更反映了工作中存在的问题。因此,缓解和干预职业倦怠,不仅要靠个人的努力,还需要组织层面的改变和调整,如物质方面给予积极的激励,制定合适的职业生涯规划,提供专业水平和医疗技能的支持,以减轻外科医生的工作负荷,减少负性环境,以对职业倦怠进行有效的干预。

(5)平衡。维持好工作与休息间的平衡非常重要。连续工作后,需要主动地合理安排休息时间,尽可能减少加班和超时工作,学会给自己放假。必要时,向精神心理专业人员寻求咨询或帮助。巴林特小组是一种建立职业化医患关系的常用技术,通过与专业人士的交谈,更好地理解医患间的无意识过程、释放情绪,发展出更具有分析性的思考方式,在防止职业倦怠方面起到了不可估量的作用。

表5.1　职业倦怠量表(修订版)

	0 从不	1 极少	2 偶尔	3 经常	4 频繁	5 非常 频繁	6 每天
情绪衰竭							
1.工作让我感觉身心俱惫							
2.下班的时候我感觉精疲力竭							
3.早晨起床不得不去面对一天的工作时,我感觉非常累							
4.整天工作对我来说确实压力很大							
5.工作让我有快要崩溃的感觉							
去人性化							
1.自从开始干这个工作,我对工作越来越不感兴趣							
2.我对工作不像以前那样热心了							
3.我怀疑自己所做的工作的意义							
4.我对自己所做的工作是否有贡献越来越不关心							
个人成就感							
1.我能有效地解决工作中出现的问题							
2.我觉得我在为公司做有用的贡献							
3.在我看来,我擅长自己的工作							
4.当完成工作上的一些事情时,我感到非常高兴							
5.我完成了很多有价值的工作							
6.我自信自己能有效地完成各项工作							

三、沟通和交流问题

骨科医生与患者和家属的沟通更多是在术前的知情同意与疾病信息、术中实行的手术方案以及术后并发症和护理的交代,同时也需要与其他医疗团队成员针对待解决的问题进行交流和沟通。好的沟通会使患者更好地应对手术,术后生活质量更高,医患双方满意度高,投诉明显减少,使医生后续的治疗更加顺利。相反地,一次失败的沟通可能会直接影响手术成功率,甚至更容易导致医生的心理健康问题。

如今,发达的互联网易于患者获取各类疾病和手术相关等众多信息,虽然使患者对疾病的了解大大增加,但相反地,网络信息来源混杂不一,而疾病有共性也有个性,我们需要意识到患者所了解的信息可能更多的是其他患者的个性、观念和经历,从而造成认知误区。家属作为患者的一分子,需视同患者来对待,和家属沟通有关疾病信息、手术方式、术后康复等信息,有利于家属更好地支持患者,减少家属传递给患者的焦虑紧张情绪,获得较好的生活满意度和术后康复。

从生物、心理和社会的综合层面考虑了解患者的病情和行为是关键,尊重理解患者的社会文化背景,避免歧视和偏见,有助于提升沟通和治疗效率,减少与患者及家属间的医疗纠纷与矛盾。骨科医生需要学习掌握临床实践中常用的医患沟通技能,以便针对不同情况的患者可以在不同时段使用合适的医患沟通技能和模式,如以患者为中心的沟通、以医生为中心的沟通、支持性技术、探索性技术、改变性技术、关系性技术等,具体方法请参考第六章,此章节将不对其展开。然而,特殊临床情境下的交流和沟通可能是常常要面临的挑战,如患者不良的性格特点、语言障碍、家属对治疗方案不理解等问题。

1. 坏消息的告知

告知坏消息是骨科医生在临床实践中不可或缺的环节。国内绝大多数医学院未提供如何告知坏消息这一课程内容,医务人员通常会考虑到患者及其家属对坏消息的反应,但忽略了告知的过程,这不仅导致多数患者不满意,甚至可能引发严重的后果,如遭到投诉、谴责、谩骂等。告知坏消息之所以存在困难,是因为很多的个人、专业和社会因素。对于医生而言,害怕看到患者的情绪反应;不清楚自己作为医疗保健者的角色;个人相似经历所造成的阴影;不清楚患者及其家属所拥有的医疗资源及救治时可能受到的限制等。因此,医务人员在告知坏消息前需做一些最优选择,主要有以下四个方面:将坏消息告知谁、由谁告知坏消息、何时告知坏消息和是否应当给予希望和安慰。

应对策略:美国的 Walter Baile 博士提出"SPIKES 模式",将告知坏消息分为六个步骤,受到医务工作者的广泛关注和应用。

(1)会谈设置(setting)。预先在心里排练告知过程,回顾告知计划,以及如何回应患者的情绪和应对提问。同时,隐蔽的私人空间有助于讨论敏感话题,否则谈话无法进行。可以准备纸巾以备所需。

(2)评估患者的感知(perception)。准确了解患者是如何感知他的处境——是什么病,是否严重。如:"对于检查结果,您了解多少?""做这个 CT 检查的原因,您是怎么看的?"基于这些开放式提问,可以纠正患者所得到的错误信息,以变通的方式让患者能够理解坏消息,以及避免对治疗抱有不现实的期待。

(3)获得患者的邀请(invitation)。大部分患者期望全面了解病情和预后的细节,也有些患者不愿意。回避疾病的信息是一个正当的心理防御机制,在疾病加重时更有可能出现。如果患者不想知道细节,要准备在以后回答他们的疑问,或告知其家属或朋友。

(4)提供知识(knowledge)和信息。有一些简单的方法可以帮助医生更好地告知医疗事实,即理解患者的文化程度,尽量避免使用过于专业的术语。如果预后很差,建议用"我们将继续尽力帮助您"代替"您得了一个恶性肿瘤,我们已经尽力了"的话术。

(5)关注患者情绪(emotions),表达共情(empathy)。医生通过对患者感到震惊、绝望和忧伤表达共情能够稳定其情绪。表达共情的方法包括观察患者任何的情绪表达,识别和命名情绪,留给患者足够的时间令其感受和表达原因,让患者知道医生能够理解他。

(6)策略(strategy)和总结(summary)。如果患者对未来有清晰的规划,将更少感受到焦虑和不确定性。与患者共同决策,在治疗不成功时,可能减轻医生的挫败感。

2. 与愤怒、有攻击性的患者的沟通

骨科医生在医疗场所中对突发的暴力事件也不能幸免。越来越多的医护人员遭到患者及其家属的人身攻击或者谩骂,甚至被杀害。患者可能对医务人员做的事或忘记做的事感到气愤而大发脾气,甚至表现出带有攻击性的行动。此时切记,最重要的事是医生的人身安全。但对于患者来说,任何人一旦从正常环境转到有压力的环境时都有可能会表现反常,所以医务人员要学会识别愤怒或痛苦的迹象,这有助于缓解局面、避免情绪失控。无论多么痛苦都不要回避和否认现实,要学会面对、敞开心扉地沟通。当遇到有威胁性的患者时,最好停下手头的事情,思考一下应当如何采取有助于解除暴力威胁的措施。

应对策略:德国 Kurt Fritzsche 提出了应对愤怒、攻击性患者的"CALM 模式"(图 5.1)作为框架,总共分为接触、指明、向前看和做决定 4 个步骤。

(1)接触(contact)。目的是保持和患者的接触,即使其行为有攻击性或有辱人格。避免在患者情绪激烈时迎上去、试图过早地否定和消除愤怒的情绪,这种情绪往往如潮水,需等"退潮"时再进行进一步的交流,否则可能延迟恢复的必要过程。此时应保持安全距离,不要试图触碰患者,不要站在患者的背后(这有可能被认为是一种威胁),确保患者有逃离的路径,不要阻挡患者的路。讲话时的人身攻击也会使医生显得具有攻击性或极力为自己辩护,从而使暴力升级。

(2)指明(appoint)。目的在于直接指出观察者的情绪。提出攻击性行为背后的情绪(如愤怒、挫败和失望),表达理解和共情,会让对方明白自己被看到和被帮助,谈话的质量场能迅速改变。不要反复向患者解释其行为是恐惧和焦虑情绪所致。当患者拒绝合作时可直接移至步骤 3。

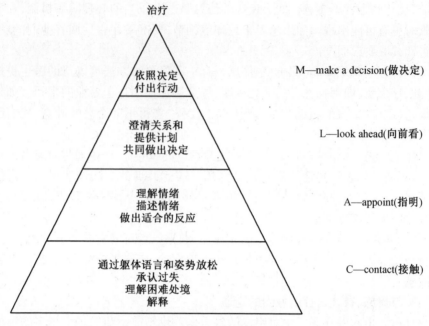

图 5.1　CALM 模式

（3）向前看（look ahead）。用于强调医生和患者之间的职业化关系。主要澄清合作应该如何进行，指出当前的限制和合作的规则。核心在于使患者意识到共同的目标，并为其提供支持和帮助。

（4）做决定（make a decision）。给患者足够的时间，通过走一走来反思或者睡一觉再做决定，并为其未来的治疗负责。患者自行决定接下来是否继续诊疗，是否继续沟通，还是调整时间、人物和场合。在事件真正结束前，绝不能放松警惕。如果叫来了保安，尽力指导他们的行为，保持医生对局面的控制。

3. 与有自杀倾向的患者或其他精神心理障碍者的沟通

大多数有自杀倾向的患者都会留下与其困境有关的线索，或通过某种方式表达求助愿望。这些线索可能是言语上的、行为上的、情境性的或综合性的。同样地，有抑郁情绪、焦虑情绪或双相（指兼有情绪高涨和情绪低落特点）表现的患者，也会通过某些行为或言语表达自己不良的心境。他们可能会说"我对任何人都没有意义"，或为自己买坟墓，以割腕作为自杀练习或自杀姿态。患者自杀而没能挽救过来，可能会引起医务人员经历替代性心理创伤，带来重大影响。

应对策略：对所有抑郁和精神疾病患者及有明显自杀倾向的患者，都应该进行自杀风险评估，切记不应该害怕直接谈论自杀。因为如果患者真的想要自杀，他们常常希望有机会谈论它。除此之外，应积极与精神心理专科同事或其他专业人员交流分享经验。当遇到非常难缠的患者或骨科医生无法解决的问题时，可以向身边精神心理专科的同事寻求建议、会诊,必要时转诊。通常,患者在骨科等其他外科系统疾病之前就已经存在精神心理障碍,则更有可能在病情的中期和后期出现精神心理障碍或心身反应,因此需要精神科的及早干预和诊治。医务人员绝对有必要在专业人员的指导下,进行有目的的、集中的事后减压,以使自己从内疚和自责中解脱出来。

四、焦虑障碍和抑郁障碍

在社会变革和医疗体制改革的大环境下,公众对健康的期望值增加,对治疗质量和医疗效果都有了更高的要求。相对应的,这些需求使骨科医生长期处在身体超负荷、情感透支和高度集中的精神状态,从而造成心理健康问题。

焦虑障碍和抑郁障碍不仅是精神障碍中最常见的疾病,也是骨科医生最常见的精神健康问题。有研究指出从 2003 年到 2017 年,骨科医生自杀人数占外科医生自杀人数的 28.2%。导致其心理问题出现的原因与工作时间长、患者及家属过高的期待和患者死亡等众多心理社会因素有关。突发的社会应激事件和其他生物心理因素给骨科医生带来的双重负担,如果未得到及时的治疗和管理,可能会影响其注意力和工作表现。本章节将主要描述应对策略,不对焦虑障碍和抑郁障碍的概念和诊断展开描述,具体请参考第二章。

应对策略:骨科医生焦虑、抑郁障碍的发病和临床表现较为隐匿,当焦虑、抑郁情绪已经影响到其日常生活和工作,或已达到医学心境障碍的诊断标准时,需要及时前往精神心理科等专业机构,接受专业人士的心理行为评估,帮助自身调整好状态。由于精神心理疾病的发病过程中有明显的心理社会因素参与,故心理治疗技术尤为重要,结合药物治疗,在整个过程中始终重视对来访者的倾听、接纳、共情、积极关注等。通过帮来访者消除致病的心理因素以减轻疾病症状,改变疾病的发展过程,提高对自身的认知。常用的心理治疗技术有精神分析及心理动力学治疗、认知行为治疗、家庭治疗、正念疗法等。

工作中总会有高低起伏,要学会先照顾好自己的身心健康,才能更好地照顾别人。可以寻找合适的方法缓解不良情绪。例如适当的运动和休息,主动减少工作量,通过瑜伽、正念冥想、呼吸训练等放松技巧减轻身体和心理紧张;激发积极的、正向的情绪,多与家人、朋友交流倾诉,加强社交联系和支持,建立有意义的人际关系,避免孤独和孤立。

五、药物成瘾和药物滥用

除了焦虑障碍和抑郁障碍,骨科医生最常见的心理健康问题就是药物成瘾和药物滥用。随着科学技术的发展,虽然手术技术和设备在疾病的诊疗方面有了很大的进步,能减轻患者的疾病负担,但人们越来越担心骨科等外科医生在工作中身体的超负荷,尤其是手术外伤及显微外科手术往往手术时间长,手术医生的肢体在长时间里处于某种被动体位,容易引起颈部、腰背部肌肉劳损。世界卫生组织(WHO)公布的十大职业病中,骨科相关职业病如骨骼肌肉等运动系统职业病发病率可排在第三名,常见的疾病有颈椎病、腰背痛、肩袖损伤、髂胫束综合征、腕管综合征、足底筋膜炎等,如果不加以控制,这些疾病引起的各种疼痛等症状将极大地影响生活和工作。

然而,骨科医生在处理慢性疼痛等其他躯体相关问题时,起初只想通过服用或注射药物缓解疼痛,后来往往需要强效止痛药或较大剂量的药物以缓解疼痛,维持原有的工作强度,产生对药物的依赖,可能会出现不断打哈欠、吃不下东西、情绪紧张烦躁、手抖、大脑反应变慢等症状,具有药物成瘾和滥用的风险。同时,也由于工作性质,医务人员对药品的可及性比一般人群更容易,更易获得镇静催眠药(如苯二氮䓬类)和解热镇痛药(如阿片类),是药物成瘾及滥用的高危人群。

药物滥用和药物成瘾不仅会给个人、家庭带来极大的危害,还可能会引发严重的公共卫生等社会问题,需要骨科医生引起重视。当出现药物的耐受性增加、自我控制能力下降、对药物的渴求意念、戒断症状时,就要警惕已对该药成瘾。

应对策略:遵循相关指南和协议,如疾病控制与预防中心的防止药物滥用和过量用药指南进行药物的服用,学习如何识别和处理药物成瘾和滥用情况,以确保正确的用药和依从性。由于大多数镇静催眠药和解热镇痛药都是用于对症治疗,而且存在潜在的成瘾性,所以不适宜长期、大量使用,应严格遵医嘱服药。同时,需要制订定期的体能训练计划,注重休息期间的康复性运动(如打羽毛球、游泳、慢跑)等,加强职业病的自我健康管理。

美国药物滥用研究所(national institute on drug abuse)组织专家讨论形成了12条关于成瘾治疗的基本原则,对当前物质依赖的治疗具有指导作用:(1)个体化治疗原则;(2)治疗的方便性与可及性;(3)生物、社会、心理综合性的干预措施;(4)治疗方案的灵活性;(5)充足的治疗时间;(6)重视心理行为治疗;(7)积极采取药物治疗;(8)脱毒治疗;(9)家庭等外界的帮助;(10)定期检测成瘾药物的使用;(11)艾滋病与其他传染病的评估与咨询;(12)治疗的长期性。必要时,及时前往精神心理专科门诊,向药物成瘾治疗专家寻求建议和支持。

六、创伤后应激障碍

创伤后应激障碍(posttraumatic stress disorder, PTSD)是由于受到灾难性、威胁性的心理创伤,导致延迟出现和长期持续的精神障碍。最初是用来描述退伍军人和经历战争型创伤事件后的幸存者,随后逐渐被用于描述各种人为和自然灾害受害者出现的一系列应激症状,包括焦虑、失眠、噩梦、回忆和情绪问题等。

骨科医生作为常常面临复杂和危险手术的外科从业人员,经常需要面临急诊的重型创伤患者和术中不良事件,很可能因为长时间参与手术和治疗过程中的紧张和压力而受到影响。一项有关133名外科医生的调查指出,约五分之一的人符合PTSD的诊断标准,有65%的人偶尔会出现至少一种症状,如过度警惕、睡眠困难、情绪麻木等,过去经历负性创伤事件可能是激活PTSD的因素之一。

突发公共卫生事件也是骨科等外科医生出现PTSD的重要因素。研究表明,在严重急性呼吸综合征(SARS)和中东呼吸综合征(MERS)和其他冠状病毒爆发后,医护人员陆续出现了PTSD的症状,伴随着高水平的焦虑和恐惧。研究指出15%～22%的外科住院医生和创伤外科医生的PTSD筛查呈阳性,并报告说"恐惧""悲伤""愤怒""恐惧""破碎"和"不好"的感觉影响了他们的临床实践和决策。

应对策略:工作中尽量减少对创伤的暴露,例如通过使用专业设备和装备来减少手术和治疗过程中的压力和风险;在非工作状态下,参加培训和教育课程,学习如何处理创伤事件和应对PTSD症状,及时松弛身心,快速、高效消除心理压力,有效地放松身心的方法有很多,比如放松训练、自由联想、催眠、坐禅,与同事和家人建立支持网络,分享和交流感受和经验。

当PTSD的诊断确定后,抗焦虑、抑郁药物是最重要的干预手段之一,应积极寻求专业的治疗和支持,结合有效的心理治疗技术,如认知行为疗法和暴露疗法等,帮助患者接受所面临的不幸与自身的反应,鼓励患者面对事件,表达、宣泄与创伤性事件相伴的负性情绪。

骨科医生是一群高度敬业和勇敢的人,他们承担着重要的责任和使命,然而也面临着许多心理健康问题。采取适当的应对措施和策略可以帮助医生减轻精神和身体上的压力,并提高工作生活的质量。重要的是,当遇到自己无法调节的情况时,应该主动寻求帮助和支持,以便更好地管理自己的精神健康和工作表现。同时,医疗机构和社会也应该关注骨科医生的心理健康问题,提供支持和帮助,创造良好的工作环境和氛围,保障他们的工作和生活质量。

第六章 骨科的医患沟通

第1节 医患沟通的重要性及其影响因素

骨科医患沟通是一项非常重要的任务,对于骨科患者的治疗和康复过程具有至关重要的影响。医患沟通不仅仅是交流信息和指示,更是建立信任和理解的过程,这对于患者的心理健康和身体健康都有很大的影响。

在骨科医患沟通中,有很多因素会影响沟通的效果和质量。其中包括患者的心理特点和需求、医生的沟通技巧和态度、医疗环境和制度等因素。如果这些因素得不到很好的应对和处理,就容易导致医患之间的沟通障碍,影响治疗效果和患者满意度。

因此,对于骨科医生来说,了解和掌握良好的医患沟通技巧和原则,能够理解和应对患者的心理需求和问题,以及与患者建立良好的沟通和信任关系,都是非常重要的。在这节中,我们将深入探讨骨科医患沟通的重要性及其影响因素,为后续的讨论打下基础。

一、骨科医患沟通的重要性

骨科医患沟通是医疗过程中非常重要的一环,良好的医患沟通能够增强患者的信任感和满意度,促进患者的康复。而不良的医患沟通则会对患者的心理和身体健康产生负面影响,甚至影响患者的治疗效果和康复过程。下面将详细阐述骨科医患沟通的重要性,并且说明它对患者治疗效果和医疗机构的意义。

1. 良好的医患沟通可以提高患者的治疗效果

良好的医患沟通可以让患者更好地理解医生的治疗方案和建议,进而更好地配合治疗,遵从医嘱。医生在与患者进行沟通时,应该采用易于理解的语言和方式,让患者了解病情的严重程度、治疗的进展和疗效,帮助患者树立信心和积极的态度,从而加速治疗过程。此外,良好的医患沟通关系也有助于发现并解决患者的疑虑和困惑,防止患者因为对疾病和治疗过程的不理解而出现焦虑、抑郁等心理问题。医生应该充分了解患者的心理状态和需求,倾听患者的意见和建议,并给予充分的解答和帮助,从而促进患者的康复。

2. 良好的医患沟通有助于提高患者的满意度

在医疗过程中,医生对患者的态度和沟通方式往往会对患者的满意度产生重要影响。一些研究表明,患者的满意度与医生的沟通技巧和态度有很大关系。良好的医患沟通关系可以让患者感受到医生的关心和温暖,增强患者对医生的信任和认同感,从而提高患者的满意度。此外,良好的医患沟通关系也可以为患者提供更加人性化的医疗服务,从而提高患者的满意度。医生在与患者进行沟通时,应该尊重患者的意见和需求,充分了解患者的病情和疾病对患者日常生活的影响,帮助患者解决疑虑和困惑。同时,医生应该给予患者充分的关注和关怀,建立亲和力和信任感,让患者感受到温暖和关怀,从而提高患者的满意度。

3. 良好的医患沟通有助于医疗机构的品牌建设

在当今竞争激烈的医疗市场中,医疗机构的品牌形象对于医院的发展至关重要。良好的医患沟通可以为医疗机构树立良好的品牌形象,从而吸引更多的患者和优秀的医疗人才。当患者在医院得到了良好的医疗服务和医疗人员热情的关怀时,他们往往会将这种感受传播给身边的人,从而增加医疗机构的知名度和美誉度。此外,良好的医患沟通关系还可以提高医疗机构的医疗质量和服务水平。

当医患沟通出现问题时,患者可能会因为对疾病和治疗方案的不了解而对医生产生怀疑和不信任。这种情况下,患者可能会对医生的建议和治疗方案进行质疑,甚至出现拒绝治疗的情况。这不仅会影响患者的治疗效果,还会给医生带来额外的心理负担和压力。

不良的医患沟通关系也可能导致医疗纠纷的发生。如果医生在与患者沟通时存在语言不当、态度冷漠等问题,可能会让患者感觉到被忽略或不被尊重,从而产生不满或抵触情绪。如果这些情绪得不到及时解决,可能会引发医患矛盾,最终演变为医疗纠纷。

良好的医患沟通是骨科医疗过程中不可或缺的一部分。只有通过良好的医患沟通,医生才能更好地了解患者的需求和意愿,为患者提供个性化的医疗服务。患者也能够通过与医生进行充分沟通,更好地了解疾病和治疗方案,从而加速治疗过程,促进康复。

二、骨科医患沟通的影响因素

骨科医患沟通的效果是受多种因素影响的,医生和患者之间的交流和互动会受到很多因素的制约和影响。因此,了解和掌握骨科医患沟通的影响因素,对于医生和患者都是非常重要的。下面将对骨科医患沟通的影响因素进行详细的阐述。

1. 医生的沟通技巧和态度

医生的沟通技巧和态度是影响骨科医患沟通的重要因素之一。医生应该用尊重、耐心、关心、温暖的语言和态度与患者交流,让患者感受到医生的关怀和尊重。医生在沟通时,应该注重语言的简单易懂和规范化,避免使用过于专业的术语,避免让患者产生陌生感和隔阂感。医生应该采用开放式问题和倾听技巧,让患者有机会表达自己的疑虑和问题,从而达到更好的沟通效果。

2. 患者的个体因素

患者的个体因素也会对骨科医患沟通产生影响。不同年龄、性别、教育水平、文化背景、社会经济地位等因素都会影响患者对疾病的认知和态度,以及对医生的信任和沟通效果。例如,老年人和儿童的语言和认知能力有限,需要医生采用不同的沟通方式和语言,才能达到更好的沟通效果。患者的文化背景和信仰也会影响他们对医疗行为的态度和信任感,因此医生应该充分了解患者的文化和信仰背景,以便更好地沟通并使其配合治疗。

3. 医疗环境因素

医疗环境因素也会对骨科医患沟通产生影响。医疗环境的嘈杂、拥挤和医疗器械等因素都会影响医生和患者之间的交流和沟通效果。因此,医疗机构应该提供一个安静、整洁、温馨的医疗环境,为医生和患者创造一个良好的沟通氛围。

4. 医疗信息的传递

医疗信息的传递也是影响骨科医患沟通的一个重要因素。医生在向患者传递疾病诊断和治疗方案等信息时,应该注重信息的清晰和准确,避免让患者产生误解和疑虑。此外,医生应该采用多种形式的信息传递方式,例如口头、书面和图像等,以便患者更好地理解和接受医疗信息。

5. 患者的情感状态

患者的情感状态也是影响骨科医患沟通的一个重要因素。患者在接受治疗时,往往会出现情绪上的波动,例如焦虑、恐惧、愤怒等。医生需要通过合适的沟通方式和心理支持,帮助患者缓解负面情绪,增强治疗的信心和配合度,从而达到更好的治疗效果。

6. 医患沟通的时间和频率

医患沟通的时间和频率也是影响骨科医患沟通效果的一个重要因素。医生应该注重与患者的沟通时间和频率,根据患者的病情和治疗进展,适时与患者进行沟通和交流。此外,医生还应该在治疗的不同阶段,采用不同的沟通方式和方法,以便更好地与患者沟通和交流。

7. 医疗技术因素

医疗技术也会对骨科医患沟通产生影响。医生应该以简单易懂的方式向患者解释和介绍医疗技术和治疗方案,以便患者更好地理解和接受。医生应该根据患者的情况和需要选择最合适的治疗方案,并向患者详细解释治疗过程和可能的副作用及风险,让患者有充分的知情权和选择权。

8. 社会因素

社会因素也会对骨科医患沟通产生影响。例如,社会舆论和偏见会影响患者对疾病和治疗的认知和态度,从而影响医生和患者之间的沟通效果。医生应该了解和考虑社会因素,与患者积极沟通,加强患者对疾病和治疗的正确认知,消除偏见和误解,提高治疗的接受度和效果。

9. 时间因素

时间因素也会对骨科医患沟通产生影响。医生应该尽可能地为患者提供足够的时间,让患者有充分的机会表达自己的疑虑和问题,并详细解释治疗方案和注意事项。医生应该尽可能地保证医疗服务的及时性和连续性,以便更好地管理患者的疾病和健康。

综上所述,骨科医患沟通的影响因素非常复杂,包括医生的沟通技巧和态度、患者的个体因素、医疗环境因素、医疗信息的传递、患者的情感状态以及医患沟通的时间和频率等。医生和患者应该在日常工作和治疗中,共同关注和解决这些影响因素,以便达到更好的沟通效果和治疗效果。

第2节　医患沟通的基本原则和技巧

在骨科医疗中,医生和患者之间的沟通是必不可少的。沟通过程中,医生应该尊重患者的意见和感受,同时也需要确保患者对治疗方案和操作程序有充分的理解并知情同意。因此,了解骨科医患沟通的基本原则和技巧,能够有效地提高医疗质量。然而,要实现有效的沟通并不容易,医生需要具备一定的沟通技巧和掌握基本原则。良好的医患沟通能够促进医疗过程的顺利进行,减少不必要的误解和矛盾,同时也能够提高患者对治疗的信心和满意度。下面,我们将探讨骨科医患沟通的基本原则和技巧,帮助医生更好地与患者交流和沟通。

一、骨科医患沟通的基本原则

骨科医患沟通是医患关系中不可或缺的重要部分,良好的沟通能够帮助医生和患者建立起互信的关系,达成共识,提高治疗效果,同时也有利于减轻患者的恐惧和焦虑。但是,在医患沟通过程中,不同的语言、文化、教育水平等因素都可能影响沟通效果,因此,骨科医患沟通需要遵循一些基本原则,下面将对这些基本原则进行详细介绍。

1. 尊重患者

尊重患者是骨科医患沟通的基本原则之一。患者来到医院是因为身体有病,需要得到医生的帮助和治疗。在医患沟通中,医生应该采用尊重和关怀的态度,倾听患者的意见和需求,让患者感受到自己的存在和价值,从而建立起互信的关系。此外,在沟通中医生应该避免使用歧视、轻蔑或讽刺的语言,这些语言会让患者感到被冒犯,降低医患信任度和沟通效果。

2. 简单易懂的语言

骨科医患沟通需要使用简单易懂的语言。医学术语对于普通患者来说是陌生的,使用这些术语会让患者感到不舒服和不安。因此,医生应该使用普通语言、常用词汇和通俗易懂的语言,避免使用过于专业化的术语。此外,医生在解释疾病和治疗方案时,应该采用简单明了的方式,让患者能够理解和接受。

3. 倾听患者的需求和问题

骨科医患沟通需要注意倾听患者的需求和问题。在沟通中,医生应该给予患者足够的时间和空间,让患者有机会表达自己的想法和问题。当患者在表达自己的想法和问题时,医生应该认真倾听,不打断患者的讲述,了解患者的意见和需求,及时解答患者的疑虑和问题,从而达到更好的沟通效果。

4. 清晰明确的信息传递

骨科医患沟通需要确保信息的清晰明确。医生在向患者传递信息时,应该使用简明扼要、清晰明了的语言,避免用词含糊不清或使用双关语等方式。此外,在解释疾病和治疗方案时,应该给予患者足够的信息,让患者了解疾病的病因、发展过程、治疗方法和可能的风险等方面的内容。同时,医生应该确保患者能够理解所传递的信息,如果患者有疑问或不明白的地方,医生应该及时解答。

5. 积极沟通,共同决策

骨科医患沟通需要积极沟通,共同决策。医生应该与患者建立起互信的关系,在了解患者的需求和问题的基础上,与患者进行共同决策,让患者参与到治疗方案的决策中来。共同决策能够提高患者的治疗信心,促进治疗效果的提高。

6. 重视非语言沟通

骨科医患沟通不仅包括语言沟通,还包括非语言沟通。医生应该重视非语言沟通,包括面部表情、手势、姿态等方面的沟通。医生应该保持良好的姿态和面部表情,让患者感受到医生的关怀和信任。此外,在解释疾病和治疗方案时,医生应该配合手势等非语言方式,让患者更好地理解和接受。

7. 持续沟通,及时反馈

骨科医患沟通需要持续沟通,及时反馈。医生应该在治疗过程中与患者保持联系,及时反馈治疗效果和可能的风险,让患者了解治疗进展情况和需要注意的事项。同时,医生也需要听取患者的反馈和建议,及时调整治疗方案,提高治疗效果。

骨科医患沟通在医患关系中非常重要。在沟通中,医生应该尊重患者,使用简单易懂的语言,倾听患者的需求和问题,以及提供支持和关怀。这些基本原则能够帮助医生和患者建立起互信的关系,达成共识,提高治疗效果,同时也有利于减轻患者的恐惧和焦虑。作为医生,应该时刻牢记这些原则,并将它们贯彻于日常工作中,为患者提供更好的医疗服务。

二、骨科医患沟通的技巧

骨科医患沟通技巧同样是医患沟通中至关重要的一部分,良好的沟通技巧可以使医生和患者之间建立起更加良好的关系,帮助医生更好地了解患者的需求和问题,从而更好地制定治疗方案,提高治疗效果。下面将详细介绍骨科医患沟通的技巧。

1.建立良好的沟通环境

良好的沟通环境是骨科医患沟通的基础,医生需要注意到环境对于沟通的影响,保证沟通的舒适性和安全性。医生需要关注以下方面。

(1)环境安静整洁,没有干扰。尽量避免让患者在嘈杂或脏乱的环境下接受治疗。

(2)为患者提供舒适的座椅和卫生设施。为患者提供舒适的座椅,以保证患者在治疗过程中感觉舒适。

(3)医生提供足够的时间。医生要尽量安排足够的时间,为患者解答疑惑和提供帮助。

2.使用开放式问题

在骨科医患沟通中,医生需要使用开放式问题,引导患者主动表达自己的感受和需求。开放式问题可以帮助患者更好地表达自己的问题和疑虑,帮助医生了解患者的需求和问题,进而制定更加合理的治疗方案。

3.注重沟通细节

在骨科医患沟通中,医生需要注重沟通的细节,从细节上体现自己的专业和关心。医生需要注意以下方面。

(1)语言清晰准确。医生的语言应该清晰准确,避免口吃或用词不当的情况。

(2)态度亲切温暖。医生应该用亲切温暖的态度与患者沟通,让患者感受到自己的关心和支持。

(3)眼神交流。医生需要与患者进行眼神交流,表达自己的诚意和关注。

(4)身体语言。医生的身体语言也要注意,例如不要低头看手机或不时打瞌睡等。

4.切实解决患者问题

在骨科医患沟通中,医生需要切实解决患者的问题和疑虑,从而让患者得到更好的治疗体验。医生需要提供有针对性的治疗建议和方案,帮助患者解决问题和疑虑。

5. 尊重患者的意见和选择

在骨科医患沟通中,患者需要被尊重并被认为是治疗决策的一部分。医生应该认真听取患者的看法和想法,尊重患者的选择,并协商出一份治疗计划。如果患者拒绝某项治疗,医生应该了解其原因,并提供其他可行的治疗方案。

6. 提供患者所需的信息

在骨科医患沟通中,医生需要提供患者所需的信息。这些信息包括患者的诊断、治疗计划、治疗的预期效果和风险等。医生需要使用易懂的语言,通过可视化、图表等方式呈现这些信息,以帮助患者更好地理解和接受相关信息。

7. 处理患者的情绪和恐惧

在骨科医患沟通中,患者可能会感到害怕、不安或焦虑。医生需要了解患者的情绪状态,通过理解和同情,缓解患者的恐惧和不安。医生可以使用积极语言和姿态来帮助患者放松,并提供必要的支持和帮助。

8. 建立长期的医患关系

在骨科医患沟通中,医生需要建立长期的医患关系,与患者建立互信的关系。医生需要尊重患者的意见和选择,并在治疗过程中与患者保持良好的沟通。通过建立长期的医患关系,医生可以更好地了解患者的需求和问题,并制定更加合理的治疗方案。

综上所述,骨科医患沟通是医生和患者之间建立信任关系的重要环节。医生需要通过创造良好的沟通环境、使用简单易懂的语言、使用开放式问题、倾听患者的需求和问题、积极沟通治疗方案、注重沟通细节和切实解决患者问题等方式,来建立更好的医患关系,提高治疗效果和患者满意度。

第3节 骨科医生在沟通中的态度和语言

当骨科医生与患者进行医患沟通时,态度和语言是十分重要的。医生的态度和语言直接影响着患者的情绪和信任度,进而影响着治疗效果。因此,作为骨科医生,在医患沟通中应该保持专业、耐心、温和的态度,使用简单易懂的语言,注重倾听患者的需求和问题,这不仅可以提高患者的治疗效果,也能够增强患者对医生的信任和认可。以下将详细介绍骨科医生在医患沟通中应该注意的态度和语言。

一、沟通的态度

作为医生,在与患者进行沟通时,态度的重要性不言而喻。良好的态度可以让患者感到被尊重和被关注,进而与医生建立起信任和合作的关系。对于骨科医生来说,在医患沟通中保持良好的态度是非常重要的。接下来将详细介绍骨科医生在医患沟通中应该保持的态度。

1. 尊重患者

在医患沟通中,尊重患者是非常重要的。骨科医生需要给予患者充分的尊重和关注,尊重患者的隐私和权利。在沟通过程中,骨科医生需要尊重患者的意愿和选择,让患者感到被关注和被尊重。同时,骨科医生还需要尊重患者的文化背景和信仰,避免任何可能引起误解或冲突的言辞和行为。

2. 关注患者的感受和需求

骨科医生需要关注患者的感受和需求,倾听患者的疑虑和问题,给予患者足够的时间和空间,让患者有机会表达自己的问题和需求。在沟通过程中,骨科医生需要对患者的情况进行全面的评估和了解,尽可能多地获取患者的相关信息,以制定最适合患者的治疗方案。

3. 保持温和和善良的语气

在医患沟通中,骨科医生需要保持温和和善良的语气,避免使用过于强硬或傲慢的语言,让患者感到被冷落或被忽视。骨科医生需要通过友善的语气,让患者感到被关注和被理解,进而建立起良好的信任和合作关系。

4. 表现出专业和自信的形象

在医患沟通中,骨科医生需要表现出专业和自信的形象,让患者感到自己正在接受专业和可靠的治疗。骨科医生需要通过专业的知识和技能,让患者感到自己处于一个安全和可靠的治疗环境中。

5. 善于解释和沟通

在骨科医生的工作中,往往涉及复杂的医学术语和治疗方案,因此骨科医生需要善于解释和沟通。骨科医生需要用简单易懂的语言向患者解释疾病的诊断和治疗方案,避免使用专业术语,让患者能够更好地理解自己的病情和治疗方案。同时,骨科医生也需要向患者解释治疗过程中可能出现的风险和并发症,让患者能够做出明智的选择。

6. 耐心和细心

在医患沟通中,骨科医生需要保持耐心和细心。治疗骨科疾病往往需要长时间的治疗和康复过程,骨科医生需要在整个过程中保持耐心,耐心地回答患者的问题和解决患者的疑虑。同时,骨科医生也需要细心地观察患者的病情变化,及时调整治疗方案,确保患者能够得到最佳的治疗效果。

7. 保持良好的情绪和心态

在医患沟通中,骨科医生需要保持良好的情绪和心态。治疗骨科疾病往往是一项艰苦的工作,骨科医生需要时刻保持冷静和理性,避免因情绪波动而影响到患者的治疗效果。同时,骨科医生也需要在工作中保持积极的心态,保持对治疗工作的热情和动力,为患者提供更好的治疗服务。

骨科医生在医患沟通中需要保持良好的态度,尊重患者、关注患者的感受和需求、保持温和和善良的语气、表现出专业和自信的形象、善于解释和沟通、耐心和细心以及保持良好的情绪和心态。这些良好的态度可以帮助骨科医生与患者建立起良好的信任和合作关系,为患者提供更好的治疗服务,促进患者的康复。

二、沟通的语言

作为骨科医生,在医患沟通中,语言的使用也是非常重要的。合适的语言可以让患者更好地理解自己的病情和治疗方案,同时也可以建立起医患间的信任和合作关系。接下来将详细介绍骨科医生在医患沟通中应该使用的语言。

1. 使用简明易懂的语言

在医患沟通中,骨科医生需要使用简明易懂的语言,避免使用过于专业或难懂的术语和词汇。骨科医生需要通过简单明了的语言,向患者介绍自己的诊断和治疗方案,让患者更好地理解自己的病情和治疗过程。

2. 避免使用贬低患者的语言

在医患沟通中,骨科医生需要避免使用贬低患者的语言,尊重患者的权利和尊严。骨科医生需要使用鼓励和支持的语言,帮助患者保持积极的心态和信心,以更好地应对治疗过程中的各种挑战。

3. 使用具体的例子和比喻

在医患沟通中,骨科医生需要使用具体的例子和比喻,帮助患者更好地理解自己的病情和治疗方案。通过生动的比喻和具体的例子,骨科医生可以让患者更好地理解自己的病情和治疗过程,进而更加积极地参与治疗。

4. 避免使用武断的语言

在医患沟通中,骨科医生需要避免使用武断的语言,给患者留有一定的自主权和选择空间。骨科医生需要尊重患者的意愿和选择,让患者有权利参与到治疗方案的决策中,以提高治疗的成功率。

5. 注重语气和声音的表达

在医患沟通中,骨科医生需要注重语气和声音的表达,以更好地表达自己的意思和情感。骨科医生需要使用亲切、温和、自信和专业的语气,让患者感到被关注和被理解,进而建立起良好的信任和合作关系。同时,骨科医生还需要注意自己的声音表达,避免太过聒噪或太过沉闷,以便使患者保持关注和兴趣。

6. 使用开放式的问题

在医患沟通中,骨科医生需要使用开放式的问题,鼓励患者主动表达自己的感受和想法。通过开放式的问题,骨科医生可以更好地了解患者的需要和期望,进而更好地为患者提供合适的治疗方案。

7. 尊重患者的文化差异

在医患沟通中,骨科医生需要尊重患者的文化差异,避免使用过于主观或片面的观点。骨科医生需要充分了解患者的文化背景和信仰,以更好地为患者提供个性化的治疗方案。

8. 积极倾听和理解患者的感受

在医患沟通中,骨科医生需要积极倾听和理解患者的感受,表达自己的关注和理解。骨科医生需要在沟通中表现出自己对患者的关注和理解,让患者感受到自己的重要性和价值,进而更加积极地参与治疗过程。

9. 及时给予反馈和指导

在医患沟通中,骨科医生需要及时给予反馈和指导,帮助患者更好地理解自己的病情和治疗方案。骨科医生需要定期与患者进行沟通,及时了解治疗效果和患者的病情变化,并及时给予反馈和指导,以保证治疗的顺利进行。

10. 关注患者的心理健康

在医患沟通中,骨科医生需要关注患者的心理健康,帮助患者减轻焦虑和紧张情绪。骨科医生需要通过温和、支持和鼓励的语言,帮助患者保持良好的心态和情绪,以更好地应对治疗过程中的挑战。

总之,骨科医生在医患沟通中的语言使用十分重要。通过简明易懂的语言、避免使用歧视性的语言、使用开放式问题、尊重患者的文化差异、积极倾听和理解患者的感受、及时给予反馈和指导、关注患者的心理健康等方法,可以更好地与患者沟通,建立良好的医患关系,提高治疗效果,为患者带来更好的治疗体验。骨科医生需要不断提高自己的沟通能力,以更好地为患者服务。

以上就是骨科医生在医患沟通中需要注意的十个方面,包括了语言使用、姿态和态度、文化差异等方面。当然,医患沟通还有很多其他方面需要关注,比如如何解释疾病诊断和治疗方案、如何应对患者的不理解或怀疑、如何协调患者家属和医疗团队等等。这些都是骨科医生在日常工作中需要不断学习和提高的技能。

在医患沟通中,骨科医生的态度和语言非常重要。合适的语言和态度不仅能够建立良好的医患关系,还可以提高患者的满意度和治疗效果。因此,骨科医生需要时刻关注自己的语言和态度,尊重患者的意愿和文化背景,倾听患者的声音和感受,最大限度地满足患者的需求和期望。同时,骨科医生还需要不断学习和提高自己的医疗技能和沟通能力,为患者提供更加优质和个性化的医疗服务。只有这样,才能够实现骨科医疗事业的可持续发展和社会效益的最大化。

第4节　骨科医生在沟通中的非语言表达

当我们谈论医患沟通时,通常会将注意力集中在医生和患者之间的语言交流上。然而,除了语言表达之外,骨科医生的非语言表达也同样重要。骨科医生在医患沟通中的肢体语言、面部表情、姿态等方面的表现,也会对患者产生深远的影响。因此,骨科医生需要注意自己的非语言表达,以确保与患者之间的交流更加有效和顺畅。接下来,将详细介绍骨科医生在医患沟通中的非语言表达应该注意的方面,以帮助骨科医生提高沟通质量,促进医患关系的良好发展。

一、肢体语言

肢体语言是指骨科医生通过身体动作和姿态来表达自己的情感和意愿。良好的肢体语言可以帮助骨科医生更好地与患者建立信任并保持亲和力,增强沟通效果。

1. 姿态要端正

骨科医生的姿态应该是端正的,身体不要歪斜或者佝偻。同时,双手放在身体两侧,表现出医生的自信和专业形象。不要在沟通过程中做出玩弄手指或者抓头发等动作,这些动作会让患者感觉医生不专业或者缺乏自信。

2. 眼神交流要自然

眼神交流是肢体语言中非常重要的一种表达方式。在与患者沟通时,骨科医生应该尽量保持自然的眼神交流,让患者感受到自己的被关注和被尊重。不要低头或者转移视线,这会让患者感觉自己不被重视。

3. 手势要得体

手势是肢体语言中常见的一种表达方式。骨科医生在与患者沟通时,手势要得体,不要过于夸张或者幅度太大。可以适当地使用手势来说明某些情况,但要注意不要分散患者的注意力,避免给患者带来负面影响。

4. 姿态要放松

骨科医生在与患者沟通时,姿态要放松,不要过于紧张或者僵硬。可以适当地转动肩膀或者活动身体,来缓解紧张情绪。这样可以让患者感受到医生的温和和亲和力。

二、面部表情

面部表情是骨科医生非语言表达中最直观和易于察觉的一种表达方式。骨科医生的面部表情可以直接反映出自己的情绪和态度,对于患者的信任感和情绪状态有着重要的影响。

1. 面带微笑

骨科医生在与患者沟通时,应该面带微笑,表现出自己的友善和亲切。微笑可以缓解紧张的气氛,让患者感受到医生的关怀和热情。但要注意不要过于夸张,以免让患者感觉不自然。

2. 眉头放松

骨科医生的眉头应该放松,不要紧锁眉头。紧锁眉头会给患者一种不友好或者不耐烦的印象,容易影响患者的情绪和信任感。要让面部表情保持自然状态,给患者带来舒适和安全感。

3. 眼神要温和

眼神是面部表情中最重要的一部分。骨科医生的眼神要温和,不要过于锐利。在与患者交流时,可以适当地眨眼或者注视患者的眼睛,这样可以表达出医生的关注和专注。

4. 表情要自然

骨科医生的面部表情要自然,不要过于夸张或者不自然。面部表情可以适当地配合自己的语言表达,但要注意不要过于矫揉造作,以免影响患者对自己的信任感。

三、声音语调

声音语调是骨科医生非语言表达中最重要的一种方式。通过声音语调,可以表达出医生的情绪、态度和意愿,对于患者的情绪和信任感有着直接的影响。

1. 语速要适当

骨科医生的语速要适当,不要过于迅速或者缓慢。语速过快容易让患者感觉被冷落或者不受重视,而语速过慢则会让患者感到焦虑和不安。要根据患者的反应来调整语速,让患者感受到医生的关怀和理解。

2. 音量要合适

骨科医生的音量要合适,不要过于大声或者小声。过大的音量容易让患者感到被吓到或者不适,而过小的音量则会让患者感到被忽视或者听不清楚。要注意调整自己的音量,让患者能够听清楚自己的话,并且不感到不适或者不满意。

3. 语调要温和

骨科医生的语调要温和,不要过于生硬或者咄咄逼人。温和的语调可以让患者感受到医生的关怀和理解,而过于强硬或者咄咄逼人的语调则会让患者感到被压迫或者不自在。要注意表达态度和意愿,同时保持温和的语调,让患者感到舒适和安心。

4. 语气要坚定

骨科医生的语气要坚定,不要过于软弱或者犹豫不决。坚定的语气可以让患者感受到医生的信心和专业性,而软弱或者犹豫不决的语气则会让患者感到不安和担心。要注意表达的决心和信心,同时保持温和的语调,让患者感到放心和信任。

除了以上提到的骨科医患沟通中常用的非语言表达方式,还有其他一些技巧可以帮助医生更好地与患者交流。

1. 身体接触

适当的身体接触可以帮助医生与患者建立联系和信任。例如,医生可以在患者需要安慰或者支持时轻轻拍拍患者的手臂,这可以传达医生的关切和支持。同时注意不要让患者产生误会或误解,避免产生纠纷。

2. 面向患者

医生应该保持面向患者的姿态,这可以传达医生对患者的重视和尊重。当医生需要查看患者的伤口或者进行其他检查时,也应该向患者解释并征得患者的同意,以避免患者感到不适或者不安。

3. 倾听和反馈

医生应该认真倾听患者的问题和顾虑,并给予及时反馈和回应。在回答患者的问题时,医生应该用简单的语言和具体的例子来解释,以帮助患者更好地理解。

4. 肢体语言一致性

医生的肢体语言应该与口头语言一致,以传达医生的专业性和诚实性。例如,当医生说话时,他们应该用手指指向相应的部位,以帮助患者更好地理解医生的话语。

5. 总结和再次确认

在沟通结束前,医生应该对患者的问题和顾虑进行总结,并再次确认患者是否理解了医生的解释和建议。这可以帮助患者更好地掌握治疗方案和病情发展的可能性。

6. 服装和仪表

医生的服装和仪表也可以传达信息。医生应该保持整洁、干净、规范的仪表,这可以传达专业和信任。

7. 距离感

医生和患者之间的距离也可以传达信息。例如,当医生坐在床边与患者交流时,应该保持适当的距离,这可以让患者感到舒适和放松。

综上,在骨科医生和患者之间的沟通中,非语言表达是一种非常重要的交流方式。它可以帮助医生更好地与患者沟通,增强彼此的联系和信任。当医生能够正确地运用非语言表达技巧时,可以更好地理解患者的需要和病情,并且能够给出更有效的治疗方案。因此,对于骨科医生来说,熟练掌握非语言表达技巧是非常重要的,这也是提高医疗质量和服务水平的一个关键因素。

当今社会,医疗技术不断发展,但是医患关系的紧张程度也逐渐加剧。因此,医生的非语言表达能力越来越受到重视。在骨科医生与患者之间的沟通中,非语言表达能够帮助医生更好地理解患者的需要和情感,同时也能够帮助患者更好地理解医生所说的话语,增强医生与患者之间的信任和联系。因此,骨科医生需要注重自身非语言表达能力的提升,并将其应用到实际的医患沟通中,为患者提供更加人性化、专业化的医疗服务。

第5节　骨科医患沟通中可能出现的情况及应对

骨科医患沟通是医疗过程中非常重要的一环,有效的沟通可以帮助医生了解患者的病情、需求和期望,从而制订更加有效的治疗计划。骨科医患沟通是一种复杂而重要的互动过程,它在骨科医疗领域中扮演着至关重要的角色。在医患沟通中,医生必须与患者建立良好的关系,以便能够更好地了解患者的情况、确定诊断和治疗方案,并在治疗期间提供必要的支持和指导。然而,由于骨科疾病的复杂性和患者个体差异的存在,医患沟通中可能会遇到各种各样的情况和挑战,也会出现一些可能会导致沟通障碍和不良结果的情况。在本节中,我们将讨论一些可能出现的情况,以及如何应对和解决这些情况,从而为医患沟通提供更加全面的指导和帮助。

一、语言障碍

在骨科医患沟通中,语言障碍可能是一个常见的问题。医生和患者可能来自不同的文化背景,说着不同的语言,这可能导致沟通上的障碍。当医生和患者无法沟通时,很难建立起良好的信任关系,从而可能导致治疗方案的失败。

应对策略:为了解决语言障碍,医生应该尽可能地使用简单、清晰的语言,并避免使用过于专业的术语。如果医生和患者来自不同的文化背景,则应该尽可能地尊重彼此的文化差异,以便更好地理解彼此。医生还可以寻求翻译或语言中介人员的帮助,以确保医患之间的有效沟通。

二、沟通焦虑

骨科疾病可能给患者带来很大的焦虑感,而医生在诊断和治疗中的沟通如果过于冷漠和强硬,可能会加剧患者的焦虑感。这可能导致患者不信任医生,不愿意配合治疗。

应对策略:为了缓解患者的沟通焦虑,医生应该积极地表现出同情和理解,以建立患者和医生之间的信任。医生应该听取患者的想法和感受,并尽可能地回答他们的问题,以便让患者感到更加安心。此外,医生还可以为患者提供必要的心理支持,以帮助他们应对骨科疾病的挑战。

三、文化差异

不同文化之间的差异可能会导致骨科医患沟通的问题。例如,在某些文化背景中,患者可能会不愿意向医生直接表达他们的症状或疾病史,因为这被认为是不礼貌或不合适的。这可能会导致医生无法做出准确的诊断。

应对策略:为了克服文化差异导致的沟通问题,医生应该尊重患者的文化背景,并努力理解他们的文化习惯和信仰。在沟通过程中,医生应该使用适当的语言和措辞,并避免使用可能会造成误解或冒犯的术语。医生还应该倾听患者的意见和观点,以便更好地了解他们的需要和期望。

四、缺乏信息

有时患者可能缺乏关于骨科疾病的信息,这可能会导致他们对诊断和治疗方案产生疑虑和不信任。

应对策略:为了帮助患者了解骨科疾病的情况,医生应该积极地为他们提供信息,包括骨科疾病的原因、症状、诊断和治疗方案。医生可以通过使用可视化工具,如图表或模型,来帮助患者更好地理解骨科疾病的复杂性。此外,医生还可以建议患者参考可靠的医学资源,以便他们更深入地了解骨科疾病。

五、治疗失败

在某些情况下,骨科治疗可能会失败,导致患者感到失望和沮丧。这可能会导致医患之间出现沟通问题和信任缺失。

应对策略:为了克服治疗失败的问题,医生应该积极地与患者交流,以便了解治疗方案的效果和潜在的失败原因。医生应该坦诚地告知患者治疗的局限性和可能的风险,并探讨其他治疗选项,以便提供最佳的治疗方案。此外,医生还应该提供必要的心理支持和鼓励,以帮助患者应对治疗失败的挑战。

骨科医患沟通中可能还存在其他问题,例如:

(1)缺乏共同语言。医生和患者之间可能存在语言障碍或方言差异,这可能导致沟通的困难。

(2)时间限制。医生在工作中可能有时间限制,这可能会限制他们与患者进行有效的沟通。

(3)技术限制。医生在使用某些医疗设备或技术时,可能需要向患者解释其使用方法和风险,这可能会导致沟通的问题。

(4)文化偏见。医生和患者可能受到自己的文化背景和信仰的影响,这可能导致误解和沟通障碍。

针对以上问题,医生可以采取相应的措施,如使用翻译服务或通信工具解决语言障碍,利用科技手段提供更好的信息支持,充分利用时间并尽可能延长面诊时间,同时不断学习和了解不同文化的背景,以尊重患者的信仰和价值观。

还有其他一些可能导致骨科医患沟通问题的情况,例如:

(1)手术恢复期间的沟通问题。手术后的恢复过程可能会很漫长,需要患者遵循一些特定的治疗和康复计划。然而，在某些情况下，患者可能会对这些计划产生疑虑或不信任，或者他们可能会遇到一些困难或挫折。在这种情况下，医生需要积极地与患者交流，帮助他们理解治疗和康复计划的重要性，并提供必要的支持和指导。

（2）跨学科沟通问题。骨科医生可能需要与其他医疗专业人员合作，如其他科室医生、物理治疗师、康复师、心理医生等等。在这种情况下，跨学科沟通可能会出现问题，例如缺乏有效的信息共享、不同专业之间的术语和概念的不同理解等。为了解决这些问题，医生需要积极地与其他专业人员合作，建立有效的沟通渠道和协作机制，并确保所有相关方面都了解和遵守相应的治疗和康复计划。

（3）医疗保险和费用问题。在某些情况下，骨科医生可能需要与患者和医疗保险公司之间进行沟通，以解决有关费用和保险索赔的问题。这可能会导致沟通障碍和患者不满。为了解决这些问题，医生需要了解医疗保险和费用问题，并积极与患者和医疗保险公司沟通，以确保所有相关方面都得到必要的信息和支持。

骨科医患沟通中可能会遇到不同的问题，包括文化差异、缺乏信息和治疗失败等。为了解决这些问题，医生应该尊重患者的文化背景，提供必要的信息和支持，并积极与患者交流和探讨治疗方案。通过有效的沟通和协作，医生和患者可以共同达成最佳的治疗效果，并建立起长期的信任关系。

在骨科医患沟通中，极端情况可能会出现，例如，患者拒绝接受治疗、产生医疗纠纷等问题。这些情况对医生和患者都是具有挑战性的，需要采取特殊的沟通策略来解决。以下是一些应对极端情况的沟通策略。

1. 患者拒绝接受治疗

在骨科治疗中，有时患者可能会拒绝接受治疗，这可能会导致治疗延误或治疗失败。在这种情况下，医生应该耐心地倾听患者的顾虑和担忧，并尝试解释治疗的必要性和效果。如果患者仍然拒绝接受治疗，医生应该遵循医学伦理原则，尊重患者的意愿，并建议他们寻求其他治疗选择。

2. 医疗纠纷

医疗纠纷是医患沟通中的一个极端情况，可能会导致医患关系的破裂和法律纠纷的产生。在这种情况下，医生应该尽可能遵循医学伦理原则，并与患者进行开放、透明和诚实的沟通。医生应该坦诚地告知患者医疗事故的原因和结果，并尝试与患者协商解决方案。如果纠纷无法解决，医生应该及时寻求法律援助，并与医院的法务部门协调。

3. 患者情绪失控

在某些情况下，患者可能会因为疾病、治疗或其他因素导致情绪失控。这可能会导致沟通困难和医疗错误的发生。在这种情况下，医生应该尽可能保持冷静和理性,以避免加剧患者的情绪波动。医生可以尝试与患者建立信任和共情,并通过有效的沟通技巧,如听取患者的意见、提供合理的解释和建议,帮助患者平静下来。

4.患者的信仰和文化差异

患者的信仰和文化背景可能会对治疗和沟通产生影响。在某些情况下,患者可能会拒绝特定治疗,或希望接受某些特定治疗。在这种情况下,医生应该尊重患者的信仰和文化背景,并尝试与患者沟通以获得更多信息。医生可以向患者解释治疗选项,并与患者协商最佳治疗方案。医生还可以向患者提供相关的文化和信仰信息,以帮助患者更好地理解和接受治疗。

5.患者追求完美

有些患者可能会对自己的病情和治疗结果有过高的期望,追求完美的治疗结果。这可能会导致沟通障碍和患者的不满。在这种情况下,医生应该尽可能地向患者提供实事求是的信息,避免过度宣传或夸大治疗效果。医生可以尝试与患者建立合理的期望,并向患者解释治疗过程中可能出现的风险和不确定性。

在骨科医患沟通出现极端情况时,医生应该遵循医学伦理原则,并采取适当的沟通策略,与患者进行开放、透明、诚实的沟通。医生应该尊重患者的意愿和信仰,并尝试与患者协商最佳治疗方案。如果出现纠纷或法律问题,医生应该及时寻求专业的法律援助,并与医院的法务部门协调。

第6节 骨科精神医学特有的医患沟通

骨科医生在临床工作中常常需要与患者进行沟通,了解患者的病情和需求,同时也需要向患者解释病情和治疗方案等。由于骨科疾病的特殊性,骨科医生与患者之间的沟通有其独特的特点和难点。下面将从以下几个方面详细阐述骨科精神医学中特有的医患沟通。

一、了解患者的心理需求

在与患者进行沟通时,骨科医生需要了解患者的心理需求。患者在骨科治疗中面临着身体疼痛、功能障碍等问题,这些问题可能会对患者的心理健康产生影响。因此,骨科医生需要了解患者的心理状况,积极倾听患者的心声,给予患者足够的关注和支持。在与患者交流时,骨科医生需要注重情感交流,表达关心和同情,使患者感到被关注和理解,从而建立良好的医患关系。

二、应用心理学知识

骨科医生可以通过应用心理学知识来更好地进行医患沟通。例如,骨科医生可以采用非语言沟通技巧,如肢体语言、面部表情等,来表达自己的态度和情感。此外,骨科医生还可以采用积极心理学的方法,如认知行为疗法、正念疗法等,帮助患者更好地应对病情和治疗过程中的负面情绪,从而提高治疗效果和满意度。

三、注重沟通技巧和表达方式

在骨科医生与患者的沟通中,沟通技巧和表达方式非常重要。骨科医生需要用简单明了的语言和肢体语言进行交流,避免使用专业术语和复杂的医学概念。同时,骨科医生还需要注意自己的语气和表情,表现出积极、诚实、友善的态度。在与患者沟通时,骨科医生需要关注患者的情感和反应,及时进行回应和调整,使患者感到被尊重和重视。具体的沟通方式和技巧已在前文详述。

四、解释治疗方案和风险

骨科治疗常常需要进行手术和使用药物,这些治疗方案和药物存在一定的风险和不良反应。在与患者沟通时,骨科医生需要详细解释治疗方案和药物使用的风险和不良反应,并使患者拥有充分的知情权。骨科医生需要尊重患者的选择和决策,鼓励患者参与治疗决策,从而提高治疗效果和满意度。

五、关注患者家庭和社会环境

骨科疾病的治疗和康复需要患者家庭和社会环境的支持和配合。因此,骨科医生在与患者沟通时,需要了解患者的家庭和社会环境,关注患者的家庭和社会问题。例如,患者的家庭是否能够提供足够的照顾和支持,患者是否有社会保障和就业问题等。骨科医生需要积极与患者家属和社会资源进行沟通和合作,为患者提供更全面的医疗服务和康复支持。

六、鼓励患者积极面对疾病

骨科疾病的治疗需要长期坚持和耐心,患者需要积极面对疾病,配合治疗和康复计划。在与患者沟通时,骨科医生需要鼓励患者积极面对疾病,提高患者的治疗信心和自我效能感。骨科医生需要与患者一起制订治疗和康复计划,定期进行随访和评估,及时调整治疗方案和康复计划,提高治疗效果和生活质量。

七、应对患者的负面情绪

在骨科治疗中,患者可能会面临很多负面情绪,如焦虑、恐惧、失落等。骨科医生需要积极应对这些情绪,帮助患者缓解情绪压力,从而促进治疗的顺利进行。具体应对方式在前文已详述。

本节介绍了骨科医生在医患沟通中需要关注的心理方面因素。在骨科治疗过程中,患者面临身体疼痛、功能障碍等问题,这些问题可能会对患者的心理健康产生影响。因此,骨科医生需要了解患者的心理状况,注重情感交流,应用心理学知识,注重沟通技巧和表达方式,以及解释治疗方案等,来建立良好的医患关系,提高治疗效果和患者满意度。骨科医生在心理方面的沟通不仅仅是简单的信息传递,而是涉及情感交流、支持和治疗的多个方面。通过本节的介绍,希望能够对骨科医生在心理方面的沟通有更深入的了解,为医疗行业的发展做出贡献。

第三篇　骨科的心理障碍与心理治疗

第七章　骨科患者个人因素对心理的影响

第1节　不同年龄和性别对骨科患者心理的影响

骨科患者在面对手术和治疗过程中会出现不同的心理反应,年龄和性别是影响这些心理反应的重要因素。本节将着重讨论不同年龄及性别的骨科患者可能出现的心理反应,以及如何对这些心理反应进行干预和治疗。

一、不同年龄

1.青少年骨科患者的心理反应

青少年是一个特殊的群体,他们正在经历身体和心理上的变化,面对骨科疾病和手术可能会出现不同的心理反应。青少年患者往往会感到失落、愤怒和沮丧,因为他们的生活被疾病和手术打断了。他们也可能会感到孤独和无助,因为他们的朋友和家人可能无法理解他们的感受和需求。

在干预和治疗方面,青少年骨科患者需要特殊的关注和护理。专业的心理医生和社会工作者可以帮助他们面对疾病和手术的挑战,提供情感上的支持和安慰。此外,青少年患者也需要参加社交和娱乐活动,以减轻他们的孤独和焦虑感。

2.中年骨科患者的心理反应

中年人是一个稳定的群体,他们在职业和家庭方面都已经有所成就。然而,骨科疾病和手术可能会对他们的生活造成很大的影响,导致他们出现不同的心理反应。中年患者可能会感到沮丧、焦虑和恐惧,因为他们的生活被打乱了,他们需要重新适应新的生活方式。

对于中年骨科患者,专业的心理医生可以帮助他们理解疾病和手术的影响,提供情感上的支持和建议。社会工作者可以帮助他们解决职业和家庭方面的问题,以便他们能够更好地适应新的生活方式。此外,中年患者也可以通过参加体育锻炼和健身活动来减轻压力和焦虑感。

3.老年骨科患者的心理反应

老年人是一个特殊的群体,他们的身体机能和认知能力都已经开始下降。骨科疾病和手术对老年患者的影响可能比其他年龄段的患者更为复杂和严重。老年患者可能会感到沮丧、孤独和无助,因为他们可能失去了独立生活的能力,需要依赖他人的照顾。他们也可能会感到焦虑和恐惧,因为他们担心手术的风险和恢复过程的困难。

针对老年骨科患者的心理干预和治疗需要考虑到他们的特殊情况。专业的心理医生可以帮助老年患者处理他们的情感问题,提供情感支持和安慰。社会工作者可以帮助老年患者解决日常生活和照顾方面的问题,以减轻他们的负担和焦虑感。此外,老年患者可以通过参加社交和娱乐活动来保持社会联系和心理健康。

不同年龄的骨科患者可能出现不同的心理反应,需要针对性的心理干预和治疗。专业的心理医生和社会工作者可以提供情感上的支持和建议,帮助患者适应新的生活方式,并改善他们的心理健康。同时,患者自己也可以通过积极参与体育锻炼和健身活动,以及参加社交和娱乐活动来减轻焦虑和压力感。

二、不同性别

1. 女性骨科患者的心理反应

女性骨科患者的心理反应通常比男性更为复杂和敏感。女性可能会感到焦虑、恐惧、沮丧和无助,这些情绪可能会加剧她们的疼痛和不适感。女性骨科患者还可能因为失去自信而感到尴尬和羞愧,特别是在身体出现明显的畸形或者行动不便的情况下。在一些情况下,女性骨科患者还可能感到身体被性化和失去了女性特有的魅力。

针对女性骨科患者的心理反应,专业的心理医生可以提供情感上的支持和安慰。社会工作者可以帮助她们处理社交和家庭方面的问题,以及提供身体和心理方面的护理建议。此外,女性骨科患者也可以通过参加社交和娱乐活动来减轻焦虑感和孤独感。

2. 男性骨科患者的心理反应

男性骨科患者的心理反应通常比女性更为内敛和难以表达。他们可能会隐藏情感和感受,因为他们觉得这样会影响他们的男子气概。然而,男性骨科患者也会出现焦虑、恐惧和沮丧,这些情绪可能会加剧疼痛和不适感。男性患者还可能感到失去了自我和独立性,这些感受可能会导致自卑和失落。

专业的心理医生可以帮助男性骨科患者解决心理问题,提供情感上的支持和建议。社会工作者可以帮助他们处理职业和家庭方面的问题,以便他们能够更好地适应新的生活方式。此外,男性患者也可以通过参加体育锻炼和健身活动来减轻压力和焦虑感。

3. 性别角色认同对骨科患者心理反应的影响

性别角色认同是一个人对自己是男性还是女性的认同感和意识,它是一个人性别身份和性别角色表现的核心。对于骨科患者来说,性别角色认同可能会影响他们的心理反应和情感状态。

对于那些性别角色认同较为传统的患者,特别是那些认为男性应该强壮、勇敢和有主导地位,女性则应该柔弱、温顺和依赖的患者,他们可能会感到更强烈的压力和焦虑。男性可能会认为自己失去了男子气概和自我,女性则可能会感到自己失去了女性特有的柔美和优雅。相反,那些性别角色认同较为开放和多元的患者,他们可能会更容易接受和适应骨科疾病和手术带来的身体和心理变化。

针对性别角色认同对骨科患者心理反应的影响,专业的心理医生可以通过认知行为疗法和情感焦点疗法来帮助患者改变不合理的思维和情绪。社会工作者可以帮助患者处理与性别角色认同相关的问题,提供支持和建议。同时,家庭成员和朋友也可以通过理解和支持来帮助患者减轻焦虑和心理负担。

4. 性别差异对骨科患者治疗的影响

骨科疾病和手术对男女患者的影响不同,因此对于不同性别的患者,需要有针对性的治疗方案。例如,在髋关节置换手术中,女性骨科患者更容易发生并发症和感染,因此需要更加严密的术前准备和术后护理。而男性骨科患者则可能更加关注手术后的身体恢复和康复期的锻炼。

除此之外,性别差异还可能影响患者对治疗的接受程度和效果。女性患者可能更加关注手术的美容效果和外观影响,而男性患者则更注重手术的功能恢复和运动能力。针对这些差异,医生和护士需要更加关注患者的需求和期望,提供个性化的治疗方案,并且在治疗过程中不断与患者沟通和交流,以确保治疗的效果和患者的满意度。

另外,性别差异也可能会影响患者对骨科疾病和手术的认知和态度。一些研究表明,女性可能更容易担心手术带来的风险和后遗症,而男性则可能更加乐观和自信。因此,医生和护士需要通过教育和宣传,让患者充分了解疾病和手术的治疗效果、风险和注意事项,减轻患者的恐惧和焦虑情绪。

性别角色认同和性别差异都可能对骨科患者的心理反应和治疗效果产生影响。医疗团队需要根据患者的具体情况和需求,制定个性化的治疗方案,并通过专业的心理支持和教育宣传,帮助患者克服心理困扰,增强治疗信心,达到最佳的康复效果。

第2节　其他个人因素对骨科患者心理的影响

除了年龄和性别,还有其他个人因素可能对骨科患者的心理健康产生影响。这些因素包括但不限于患者的教育程度、婚姻状况、职业状况、经济状况等。研究表明,这些个人因素可能会影响患者的病情认知、治疗遵从性、身体功能恢复和心理应对等方面。因此,在评估和治疗骨科患者时,医生和心理专家应考虑这些因素的影响,采取相应的措施来帮助患者更好地应对疾病和恢复健康。接下来我们将详细探讨这些因素对骨科患者心理的影响。

一、教育程度

受教育是一个人获取知识和技能的重要途径,同时也会对一个人的认知和心理状态产生影响。在骨科患者中,受教育程度不同的人可能会面临不同的身体和心理挑战。

1. 低等教育程度对骨科患者心理的影响

(1)知识水平低下。低等教育程度的患者在面对骨科疾病和手术时可能缺乏必要的医学知识和了解,对自身病情和治疗情况的认知可能存在偏差和误解。这会导致患者对病情和治疗过程的理解不足,产生焦虑和不安。

(2)沟通障碍。低等教育程度的患者可能在与医生和护士沟通时出现理解困难、表达不清等问题,这会影响医患之间的沟通和信任,使得患者难以得到及时和有效的治疗。

(3)经济压力。低等教育程度的患者在就业和收入方面可能存在劣势,难以承担高昂的医疗费用和康复成本。这会对患者的心理产生压力和困扰,影响他们的治疗决策和康复效果。

2. 中等教育程度对骨科患者心理的影响

(1)自我意识增强。中等教育程度的患者相对于低等教育程度的患者,具有更高的自我意识和自我认知能力,能够更加准确地理解自身病情和治疗情况,更加理性地处理与病情相关的问题。

(2)应对能力增强。中等教育程度的患者在面对疾病和手术时可能更具备应对能力和抗压能力,能够更好地适应疾病和治疗带来的生活和心理变化。

(3)信息获取更加方便。中等教育程度的患者能够更加熟练地使用互联网和社交媒体等信息平台,获取更加全面和准确的医疗信息和康复知识,有利于患者更好地掌握自身疾病和治疗情况,增强对疾病的控制感和自信心。

3. 高等教育程度对骨科患者心理的影响

(1)医学知识储备丰富。高等教育程度的患者在医学知识方面通常拥有更加丰富的储备,能够更加深入地了解疾病和治疗过程,并有可能更加积极地参与治疗决策和康复方案制定。

(2)信任医生的可能性增大。高等教育程度的患者在与医生沟通时可能更加顺畅和准确,能够更加理性地参与医患之间的决策和交流,增加与医生的信任和共识,有利于患者更好地接受和遵守医生的治疗建议。

(3)康复效果更好。高等教育程度的患者在康复过程中可能更加自律和自觉,更加注重自身的健康管理和生活方式改变,有利于提高康复效果和生活质量。

综上所述,教育程度对骨科患者的心理和康复产生着深远的影响。针对不同教育程度的患者,应制定相应的心理干预措施,帮助他们更好地应对疾病和治疗,提高康复效果和生活质量。例如,针对低等教育程度的患者,可以加强对病情和治疗过程的讲解和教育,提高他们对疾病的认知和理解;针对高等教育程度的患者,可以更加充分地利用他们的医学知识和自我管理能力,鼓励他们更加积极地参与治疗和康复。同时,医护人员应该注重与患者之间的沟通和信任,关注患者的心理需求,为患者提供全面、温馨和专业的医疗服务。

二、婚姻状况

婚姻状况是一个人社会关系和心理健康的重要组成部分,对患者的心理状态和应对能力产生影响。下面将从婚姻状况的角度,探讨不同婚姻状况对骨科患者心理的影响,并提出相应的心理干预措施。

1. 已婚状态对骨科患者心理的影响

(1)支持系统增强。已婚患者在治疗过程中可以获得来自配偶和家庭的支持和鼓励,这对他们的心理健康和康复有着重要的意义,有助于提高患者的治疗信心和应对能力,有助于缓解他们的心理压力和焦虑。与单身或离异患者相比,已婚患者在面对疾病和治疗时通常有更强的社会支持系统,能够更好地应对疾病和治疗带来的生活和心理变化。

(2)责任感增强。已婚患者通常有更高的家庭责任感和社会责任感,这会对他们的治疗决策和康复效果产生积极的影响。已婚患者在面对疾病和治疗时通常更加坚定和自律,能够更好地遵守医嘱和康复计划。

2. 单身状态对骨科患者心理的影响

(1)支持系统减弱。单身患者在治疗过程中可能面临来自社会和家庭的支持不足,这会对他们的治疗信心和应对能力产生消极的影响。单身患者通常缺乏家庭的支持和鼓励,难以得到及时和有效的治疗。

(2)孤独感增强。单身患者在面对疾病和治疗时可能会感到孤独和无助,这会对他们的心理健康和康复产生消极的影响。单身患者可能会面临更大的心理压力和焦虑,需要更多的情感支持和关爱。

3. 离异状态对骨科患者心理的影响

(1)情感支持减弱。离异患者通常会面临家庭关系的破裂和情感上的困扰,这会对他们的心理健康和康复产生负面影响。离异患者可能会面临情感支持的减弱和孤独感的增加,需要更多的心理干预和支持。

(2)自我负担增加。离异患者通常需要承担更多的经济和家庭责任,这可能会对他们的治疗决策和康复计划产生负面影响。离异患者需要更多的支持和帮助来减轻他们的负担和压力。

4. 丧偶状态对骨科患者心理的影响

(1)情感支持减弱。与离异状态相似,丧偶患者通常会面临亲人的失去和情感上的创伤,这会对他们的心理健康和康复产生不良的影响。他们面临着情感支持的减弱和悲伤的增加,需要更多的心理干预和支持。

(2)自我负担增加。丧偶患者要独自一人面对生活中的困难,这可能会对他们的治疗决策和康复计划产生负面影响。丧偶患者需要更多的支持和帮助来渡过难关。

5. 心理干预措施

针对不同婚姻状况的骨科患者,应采取不同的心理干预措施,以帮助他们应对疾病和治疗带来的生活和心理变化。

(1)已婚患者。可以加强家庭和配偶的支持和鼓励,鼓励患者参与家庭和社会活动,增强社会支持系统。同时,可以采取心理治疗等干预措施,帮助患者减轻心理压力和焦虑,增强应对能力。

(2)单身患者。可以加强社会支持系统,提供更多的情感支持和关爱。同时,可以加强心理治疗等干预措施,帮助患者应对疾病和治疗带来的生活和心理变化,减轻心理压力和焦虑,提高生活质量。

(3)离异患者。可以提供更多的情感支持和关爱,鼓励患者积极参与社会和家庭活动,减轻孤独感和自我负担。同时,可以采取心理治疗等干预措施,帮助患者应对情感上的困扰和压力。

(4)丧偶患者。可以提供更多的情感支持和关爱,帮助患者减轻失去亲人所带来的创伤和孤独感。同时,可以加强经济和家庭支持,减轻患者的负担和压力。采取心理治疗等干预措施,帮助患者应对情感上的困扰和压力,提高生活质量。

针对不同婚姻状况的骨科患者,应根据他们的实际情况提供相应的心理干预措施,帮助他们应对疾病和治疗带来的生活和心理变化,提高生活质量和康复效果。

三、职业状况

1. 蓝领工人

蓝领工人是指从事体力劳动、工作环境比较艰苦的工人,他们通常需要长时间站立、弯腰、扭曲身体等动作,这容易导致骨科疾病的发生和加重。蓝领工人一般较为坚韧,具有顽强的意志和耐力,但是面对骨科疾病的折磨,他们可能会出现情绪波动、焦虑和失落等负面情绪。他们往往担心疾病影响工作和家庭生活,加上工作比较辛苦,导致骨科疾病治疗的耗时和耗费会加大。在干预方面,需要给予他们更多的心理支持和关注,鼓励他们积极参与治疗和康复,同时需要更多地关注他们的经济问题和社会支持。

2. 白领职员

白领职员是指从事办公室工作,主要是脑力劳动为主的人群。他们长时间坐着工作,缺乏运动,容易导致骨科疾病的发生。与蓝领工人不同,白领职员通常在治疗和康复中更注重美观,因为骨科疾病常常会影响他们的形象和身体健康。他们在治疗和康复过程中更注重效率和质量,希望能够尽快康复,返回工作岗位。在干预方面,需要给予他们更多的心理支持和鼓励,增强他们的自我价值感和自尊心,同时需要注重他们的工作和生活平衡问题,鼓励他们积极参与体育锻炼等活动,减轻心理压力和身体疲劳。

3. 自由职业者

自由职业者是指没有固定雇主,从事自主创业或自由职业的人。他们通常具有较高的教育背景和专业技能,工作强度和压力较大。自由职业者在面对骨科疾病时,可能会出现经济和社会支持的问题,同时也面临着职业和生活的双重压力。他们可能会感到焦虑、失落,甚至产生抑郁等负面情绪。在干预方面,需要给予他们更多的心理支持和建议,帮助他们解决经济和社会支持的问题,同时需要增强他们的应对能力和自我调节能力,提高其对骨科疾病的应对效果。

4. 退休人员

退休人员是指已经退休的人群,他们通常已经年迈,骨科疾病的发生率较高。退休人员可能会出现失落、孤独、自卑等负面情绪,因为他们失去了工作和社会地位,同时骨科疾病的发生也会让他们感到身体的不适和疲惫。在干预方面,需要给予他们更多的心理支持和关爱,鼓励他们参与社会和文化活动,提高生活质量和心理健康水平。同时,需要帮助他们树立积极的心态,接受并适应身体的变化,提高应对能力和自我调节能力。

不同职业状况对骨科患者心理的影响存在差异。针对不同职业状况的骨科患者,在心理干预方面需要采取不同的措施,给予他们更多的心理支持和关注,同时也需要解决他们在治疗和康复过程中可能出现的经济和社会支持问题。心理干预的目的是帮助骨科患者积极应对疾病和康复过程,增强治疗效果和心理康复效果,提高生活质量和心理健康水平。

四、经济状况

不同经济状况的骨科患者在面对疾病和治疗时,会受到不同程度的经济和心理压力的影响。针对不同经济状况的骨科患者的心理干预需要根据其个人特点来进行针对性的干预,给予他们相应的经济和心理支持,并增强他们的信心,鼓励他们积极面对疾病和康复。

1. 低收入群体

低收入群体通常由于经济原因无法获得充分的医疗保障和治疗服务,这会导致他们的骨科疾病治疗过程中存在一定的障碍。同时,由于经济压力较大,他们在治疗和康复过程中可能会出现焦虑、失落等情绪,这可能会影响治疗效果和康复过程。在干预方面,需要给予他们更多的经济和心理支持,如提供医疗费用补贴、提供就业机会等。同时,需要增强他们的信心,鼓励他们积极面对疾病和康复。

2. 中等收入群体

中等收入群体通常拥有一定的医疗保障和治疗服务,但是在治疗和康复过程中仍然会受到一定的经济压力,这可能会影响他们的心理状态。他们可能会感到疾病和治疗给自己带来了一定的负担,同时也担心治疗效果和康复时间的长短。在干预方面,需要给予他们更多的心理支持和鼓励,增强他们的自我价值感和自尊心。同时需要注重他们的工作和生活平衡问题,鼓励他们积极参与体育锻炼等活动,减轻心理压力和身体疲劳。

3. 高收入群体

高收入群体通常拥有更充分的医疗保障和治疗服务,但是在治疗和康复过程中仍然会面临一定的心理压力。他们可能会担心疾病的影响,同时也希望能够尽快恢复正常的生活和工作状态。在干预方面,需要给予他们更多的信息和支持,如提供专业的康复建议和营养指导等。同时,需要关注他们的情绪状态,帮助他们缓解焦虑和压力。鼓励他们适度参与体育锻炼和放松活动,以促进身心健康。

个人因素对骨科患者心理影响的复杂性不容忽视。不同的性别、年龄、文化背景、个性特点和经济状况等因素都会对骨科患者的心理状态产生重要的影响。了解这些因素并针对性地进行干预,可以有效地帮助患者更好地应对疾病和康复过程,达到更好的治疗效果和心理康复效果。因此,医护人员需要在治疗和康复过程中综合考虑患者的个人因素,有针对性地进行心理干预和支持,从而促进骨科患者的身心健康。

第八章　骨科手术后的心理适应

第1节　骨科手术后的疼痛和不适对心理的影响

骨科手术是一种常见的医疗过程,它可以显著改善患者的健康状况和生活质量。但手术后的疼痛和不适可能对患者的身心健康造成负面影响。因此,医护人员需要了解手术后疼痛和不适的影响,以及如何减轻患者的痛苦,提高其生活质量。

一、骨科手术后疼痛的影响

手术后的疼痛是患者经常遭受的一种痛苦,它可能持续数周甚至数月。骨科手术后的疼痛通常由切口处的创伤、术后肌肉痉挛和炎症引起。这些疼痛和不适可能导致患者的身心健康受到影响。

1. 心理健康的影响

手术后的疼痛可能导致患者的心理健康出现问题,例如焦虑、抑郁和失眠等。由于疼痛的存在,患者可能会感到疲惫和失去活力,这可能导致心理健康问题的加剧。

2. 日常生活和社交活动的影响

手术后的疼痛可能对患者的日常生活和社交活动造成影响。例如,患者可能无法独立完成日常活动,如洗澡、穿衣等。此外,由于疼痛和不适的存在,患者可能无法参加社交活动,如聚会、旅游等,这可能导致患者感到孤独和沮丧。

3. 康复过程的影响

手术后的疼痛可能影响患者的康复过程。疼痛可能会导致患者对康复训练感到恐惧和厌烦,从而影响患者的恢复速度和效果。

4. 生理健康的影响

手术后疼痛还会对患者的生理状态产生负面影响,如影响患者的免疫功能、恢复能力、呼吸和心血管功能等。此外,疼痛和不适还可能导致患者长期卧床不起,增加肺炎、血栓等并发症的风险。

二、骨科手术后不适的影响

骨科手术后的不适包括身体不适和心理不适两个方面。身体不适主要是指手术后出现的疼痛、肿胀、感染、瘀血等身体反应,而心理不适则是患者在手术后可能出现的情绪问题,如焦虑、抑郁、恐惧等。这些不适会对患者的心理产生一定的影响。

首先,手术后的不适会导致患者情绪低落。在手术后的康复期间,患者可能会面临长时间的不适,这会使他们感到疲惫和无力。这种情况下,患者可能会出现情绪低落、失眠、精神疲劳等问题,甚至可能会出现抑郁症状。

其次,手术后的不适会影响患者的心理状态和自我价值感。手术后的不适会影响患者的生活质量,使患者的日常生活变得困难和不舒适。这可能会导致患者对自己的身体感到失望、不满和自卑。长期下去,这可能会导致患者的自我价值感下降,产生自卑、无助等负面情绪。

再次,手术后的不适还可能导致患者的社交活动减少,导致患者与家人、朋友之间的关系疏远。因为手术后的疼痛和不适,患者可能会放弃参加一些社交活动,这会影响他们与家人和朋友之间的交流。这可能会导致患者的孤独感和隔离感增强,使他们感到失落和无助。

最后,手术后的不适还可能对患者的康复产生一定的影响。手术后的康复过程是一个漫长而困难的过程,需要患者在很长一段时间内遵循严格的康复计划和指导。但是,手术后的不适会导致患者的康复进度变慢,使他们无法完成康复计划。这可能会导致患者的情绪进一步恶化,从而加剧他们的病情,甚至可能导致康复失败。

除了身体上的不适和疼痛,骨科手术后的患者还可能会经历其他方面的不适,这些不适也可能对他们的心理健康产生影响。

1. 睡眠障碍

手术后的疼痛和不适可以影响患者的睡眠质量。睡眠质量下降可能会导致疲劳、情绪不稳定、注意力不集中等问题,进而影响恢复。

2. 消化问题

某些骨科手术(如脊柱手术)可能会对肠道和消化系统造成压力,导致恶心、呕吐、腹胀、便秘等不适。这些不适也可能对患者的心理健康产生影响。

3. 活动受限

某些骨科手术需要患者在手术后几周内避免特定类型的运动或活动。这可能会对患者的日常生活和工作产生影响,进而影响他们的情绪和心理健康。

4. 失去独立性

一些骨科手术可能会导致患者暂时或永久地失去独立性。这可能会让患者感到无助和沮丧,从而影响他们的心理健康。

5. 恢复时间过长

某些骨科手术需要长时间的康复期,可能需要患者在康复期间进行物理治疗、康复运动、复诊等。这可能会让患者感到疲惫和沮丧,对他们的心理健康造成影响。

6.患者对手术效果的期望过高

一些患者可能会对手术效果抱有过高的期望,而当手术后疼痛和不适没有立刻消失时,可能会感到失望和沮丧。这可能会影响他们的心理健康,甚至可能导致情绪障碍。

7.经济负担

骨科手术和康复可能会对患者和家庭造成经济负担,这可能会对患者的心理健康产生影响。

8.社交障碍

骨科手术后的不适可能会导致患者对社交场合的回避,从而影响他们的社交生活和心理健康。

三、骨科手术后疼痛和不适的应对方法

1.药物治疗

药物治疗是控制骨科手术后疼痛和不适最常用的方法之一。药物治疗可以通过控制疼痛来改善患者的生活质量,使患者更易于进行日常活动和康复。常用的药物包括非甾体抗炎药(NSAID)、阿片类药物、镇痛药、肌肉松弛药等。但是,药物治疗也可能会带来一些副作用,如便秘、恶心、呕吐等,需要密切监测。

2.物理治疗

物理治疗是控制骨科手术后疼痛和不适的另一种方法。物理治疗可以通过促进局部血液循环、增加肌肉力量和灵活性、减轻炎症等途径来改善患者的术后疼痛和不适。

3.心理治疗

采用心理治疗方法,如支持性心理治疗、认知行为治疗等,帮助患者改变心理状态,缓解焦虑、恐惧等不良情绪。

4.改变生活方式

通过改变饮食、锻炼、保持良好的休息等生活方式,可以减轻术后疼痛和不适。

5.按医嘱恢复

术后恢复期间需要遵守医生的建议,按照医嘱进行恢复,避免剧烈运动或劳累,以免对身体造成不必要的伤害。

6.求助医生

如果出现严重疼痛或不适,应该及时联系医生寻求帮助,以便及时调整治疗方案,避免症状加重。

总的来说,骨科手术对患者心理和情感的影响是复杂的。手术前的心理评估、心理干预和教育可以帮助患者减轻术前的焦虑和恐惧,提高应对能力。手术后可能出现的疼痛、残疾和心理困扰对患者的心理健康产生了一定的影响,患者可以通过谈论问题、积极应对疼痛、心理治疗、参加康复课程、寻求支持、注意营养和睡眠等方法来应对这些困扰。针对不同的患者情况和手术类型,可以采取个性化的心理干预措施,帮助患者恢复身体功能和心理健康。

第2节　骨科手术后的社交和劳动力的影响

骨科手术是一种广泛应用的手术类型,用于治疗各种骨骼系统疾病和损伤,包括脊柱手术、关节置换、骨折修复和肌腱修复等。骨科手术常对患者的社交和劳动力产生广泛影响,进而影响患者的日常生活和职业生涯。

一、社交影响

1. 社交隔离

骨科手术可能导致患者在术后一段时间内处于社交隔离状态。这是因为手术过程中需要进行皮肤或肌肉切开,从而导致疼痛和不适感。这可能会导致患者减少参加与朋友、家人和同事的社交活动处于社交隔离状态。

2. 心理影响

骨科手术也可能对患者的心理产生负面影响。患者可能会感到焦虑、抑郁和失落,这可能会导致患者在社交场合中感到不自在和不安。这些情绪问题反过来又可能会影响患者的社交能力和人际关系。

3. 康复期间的限制

骨科手术后,患者需要遵循康复计划进行康复。这可能涉及限制活动和限制参与某些社交活动,比如跳舞或运动。这些限制可能也会对患者的社交生活产生负面影响。

4. 术后恢复期间的时间

骨科手术后,患者需要一段时间来恢复,这可能需要花费几周或几个月的时间。在这段时间内,患者可能需要在家中休息或进行康复训练。这可能会限制患者参加社交活动的时间和机会。

二、劳动力影响

1. 工作时间的限制

骨科手术后,患者需要一定的时间来康复。这可能会导致患者无法在原有的工作岗位上工作或需要暂停工作。如果康复时间很长,患者可能需要寻找其他工作或考虑重新培训以寻找新的工作机会。

2. 身体能力的限制

骨科手术后,患者可能需要限制一段时间内的体力活动。这可能会影响他们在工作中的表现。例如,如果患者的工作需要进行重物搬运或需要长时间站立或坐着,那么手术后的身体恢复期间,他们可能难以胜任工作。这可能导致患者需要调整工作时间或寻找更适合自己身体条件的工作。

3. 工作能力的影响

骨科手术后,患者的工作能力可能会受到影响。例如,如果患者接受了膝关节置换手术,他们可能需要几个月的时间行走和坐立才能恢复到正常水平。在这段时间内,他们可能无法从事需要较高体力要求的工作,这可能会导致他们在职场上的竞争力下降。

4. 经济影响

骨科手术后,患者可能需要停止工作,这可能会导致经济问题。如果患者没有足够的储蓄或健康保险,那么他们可能会面临财务困境。此外,手术和康复的费用可能会导致患者面临财务压力。

5. 职业选择的影响

骨科手术后,患者可能需要考虑手术对他们职业选择的影响。如果患者的工作需要较高体力或需要久坐久立,那么他们可能需要考虑调整到其他适合他们身体条件的工作岗位。这可能会涉及重新培训或寻找新的工作机会,因此不可避免会对患者的职业发展产生影响。

骨科手术对手术后患者的社交和劳动力产生了广泛的影响。手术和康复期间可能会导致患者面临社交隔离和限制、心理问题、时间限制和康复训练的要求。在职业方面,手术可能会影响患者的工作时间和工作能力,可能会导致经济压力和重新选择职业。因此,患者应该在手术前了解这些影响,并与医生和康复师合作,制订一个适合自己的康复计划,以最大限度地减少这些影响。

对于骨科手术后患者的社交和劳动力影响,可考虑以下应对措施。

1. 支持和理解

对于手术后的患者,最需要的是支持和理解。他们需要家人、朋友、同事和单位的支持和鼓励。家人和朋友可以照顾他们日常生活,单位可以提供灵活性工作或适当的休息时间。这样可以缓解患者的压力和焦虑,促进他们的康复和恢复。

2. 恢复计划

在骨科手术后,患者需要密切遵循医生和康复师的康复计划。康复计划包括物理治疗、锻炼、饮食和休息。患者应该尽量按时进行治疗和锻炼,以帮助恢复身体功能,尽快回到正常的工作和社交生活。

3. 逐渐恢复活动

患者需要逐渐恢复日常生活和活动。在恢复期间,他们应该尽量避免剧烈运动和重体力工作。如果需要工作,他们可以请求单位对工作进行适当的调整,例如提供休息时间或减少工作时间。患者也可以寻求康复师的建议和指导,以确保他们的活动和工作在安全和适当的范围内。

4. 建立支持网络

患者可以加入康复支持小组或社区组织,与其他患者分享经验和支持,也可以寻求心理咨询师的建议和支持,以便更好地处理情绪问题和压力。与家人和朋友保持联系,参加社交活动和集会,也可以帮助患者缓解焦虑和孤独感。

5. 寻求医疗帮助

如果患者遇到任何复杂的情况,例如疼痛、感染或其他并发症,应该尽快寻求医疗帮助。这可以帮助他们及时解决问题,并避免健康问题的恶化和康复延误。

总之,对于骨科手术后患者的社交和劳动力影响,最重要的是给予支持和理解,并且遵循专业医生和康复师的指导。需要强调的是,骨科手术后患者的康复和恢复需要时间和耐心。患者应该遵循医生和康复师的建议和指导,并执行他们的康复计划。在康复过程中,患者应该注意休息、饮食和运动,以保持身体健康和稳定的情绪状态。此外,患者还应该参加康复训练和物理治疗,以帮助恢复身体功能和促进康复过程。

第3节　骨科手术后康复期的心理适应

康复期是患者从手术到恢复期间最为重要的阶段,也是心理适应最为关键的时期。骨科手术后患者的康复涉及生理和心理的多个方面,其中心理适应是非常重要的一方面。在康复期内,患者的心理状态会对恢复产生深远的影响。下面将详细介绍骨科手术后患者康复期的心理适应相关内容。

一、理解疼痛与不适应

在康复期内,疼痛和不适应是骨科手术患者最为普遍的问题。疼痛和不适应会给患者带来很多困扰,例如睡眠障碍、恶心、焦虑和抑郁等。疼痛和不适应可以分为两类:生理性和心理性。

生理性疼痛和不适应是由于手术后的组织创伤、神经刺激和炎症等生理因素引起的。这种疼痛和不适应通常可以通过药物控制来缓解。

心理性疼痛和不适应是由于患者的心理状态引起的,例如焦虑、抑郁、紧张、担忧和恐惧等。这种疼痛和不适应通常需要通过心理干预来缓解。

二、康复期的心理适应

康复期内的心理适应非常重要,它可以帮助患者更快地康复,并减轻疼痛和不适应。以下是一些建议,可帮助骨科手术后患者适应康复期。

1. 接受自己的情感和感受

手术和恢复期间,患者可能会有焦虑、抑郁和愤怒等情绪。这些情绪是正常的反应,应该被认可和接受。患者应该尽可能地表达自己的情感和感受,可以通过与亲友交流、写日记、参加康复小组等方式来实现。

2. 寻求支持

在康复期间,患者需要寻求各种支持。这些支持可以来自家人、朋友、医疗人员、康复小组等。患者可以与这些人分享自己的经历,获得鼓励和支持,从而增强自信以及减少孤独感、自卑感。

3. 接受现实

接受手术后的康复期可能会比较漫长,需要时间和耐心去面对和应对。患者需要明白,术后康复是一个逐渐恢复的过程,不是一蹴而就的。

4. 计划未来

患者在术后康复期需要有一个目标,一个希望实现的计划,以此来激励自己不断进步。这个计划可以是一些小目标,比如恢复能够自己走路、自己独立完成日常生活,也可以是更大的目标,比如重新工作、参加运动比赛等等。患者可以和康复师一起制定这些目标,并在整个康复过程中逐渐实现这些目标,从而提升自己的自信和积极性。

5. 制定可行的目标

康复期需要患者积极参与,制定可行的康复目标可以让患者更有信心和动力。患者可以与医生或康复师一起制定适合自己的康复计划和目标,注意目标的合理性和可行性。

6. 坚持康复计划

制订好康复计划后,患者需要坚持执行,不能半途而废。患者可以记录康复进程和成果,以便及时调整和修正计划。

7. 积极面对挑战

康复期可能会遇到一些挑战,比如康复进程缓慢、恢复过程中出现疼痛等。患者需要积极面对这些挑战,尝试寻找解决办法和应对策略。

8. 寻求专业心理帮助

如果患者的情感和心理问题严重影响到生活和康复,则应该考虑寻求专业心理帮助。心理治疗和咨询可以帮助患者更好地理解和应对自己的情感和心理问题,提高自我效能感,以及增强适应能力。

9. 保持积极心态

积极的心态可以帮助患者更好地应对康复期的挑战和困难。患者可以尝试通过阅读、听音乐、参加娱乐活动等方式来保持心情愉悦和积极性。

10. 避免社交孤立

术后康复期可能会让患者感到孤独和社交上的障碍,因为他们可能需要避免一些活动或者无法像以前一样自由地参与社交活动。这可能会导致他们感到孤立和沮丧。因此,患者需要和家人、朋友、医生以及其他患者建立联系,分享自己的经验和感受,并得到支持和鼓励。

11. 注重自我保健

康复期需要患者注重自我保健,包括饮食、休息、锻炼等。患者需要注意饮食健康,保证充足的睡眠和休息,适度锻炼身体以促进恢复。

三、康复期心理干预

在骨科手术后的康复期,心理干预依然是非常重要的。康复期通常是一个漫长的过程,需要患者不断努力和耐心地进行康复训练。在这个过程中,患者可能会面临各种各样的心理问题,例如焦虑、抑郁、失望、挫折感等。因此,对于骨科手术后的康复期,心理干预应该重点关注以下几个方面。

1. 支持性心理治疗

支持性心理治疗可以帮助患者面对手术后的身体不适和康复期的压力。治疗师可以提供情感支持和安慰,并鼓励患者寻求社会支持和参加支持小组活动。治疗师还可以帮助患者制定积极的应对策略,以减轻康复期的负面情绪。

2. 应对策略的训练

康复期是一个需要耐心和毅力的过程,因此,应对策略的训练非常重要。治疗师可以教导患者放松技巧、深呼吸、正念练习等应对策略,帮助患者减轻疼痛、焦虑和紧张等症状。治疗师还可以教导患者采取积极的思考方式,以帮助患者更好地应对康复期的挑战。

3. 康复期目标的设定和评估

在康复期,治疗师应该帮助患者设定目标,并定期评估进展情况。治疗师应该与患者一起制定可行的目标,并鼓励患者通过坚持康复训练来实现这些目标。当患者达到目标时,治疗师应该及时给予肯定和鼓励,以提高患者的自信心和自我效能感。

4. 社会支持和参与

社会支持和参与对于骨科手术后患者的康复非常重要。治疗师可以帮助患者寻找支持小组、康复社区和其他社交活动,以帮助患者进行有效的术后康复。

5. 提供情感支持

对于很多骨科患者来说,面对术后康复期可能会感到沮丧、恐惧或无助。因此,情感支持至关重要。治疗师应与患者建立良好的沟通,让患者表达自己的感受,并给予情感支持和理解。

6. 促进积极的态度

鼓励患者保持积极的态度和信心,激励患者积极参与到康复计划中。治疗师可以向患者介绍其他康复成功案例,以鼓励患者相信康复是可能的,并提高其对康复成功的信心。

7. 提供信息和教育

为了帮助患者更好地理解和应对术后康复期的挑战,治疗师应向患者提供关于康复期的信息和教育。这些信息可能包括康复期的时间表、可能出现的身体和心理反应以及如何应对这些反应的建议等。

8. 管理疼痛和不适

骨科患者术后常常会经历疼痛和不适的感觉,这些感觉可能会对患者的心理产生负面影响。因此,治疗师应帮助患者学会管理和缓解疼痛和不适的方法,如使用药物和其他康复技术等。

9. 提供认知行为治疗

认知行为治疗是一种非常有效的心理治疗方法,它可以帮助骨科患者更好地应对康复期间可能出现的负面情绪和心理问题。认知行为治疗的目标是通过帮助患者更正消极的思维方式和习惯,从而改变患者的情感和行为。

10. 提供支持性心理治疗

支持性心理治疗是一种基于情感支持和倾听的心理治疗方法,它可以帮助患者减轻压力和焦虑,并促进康复过程。

心理干预是骨科手术患者康复期的重要组成部分。通过心理干预,患者可以获得必要的支持和指导,学习应对策略,减轻疼痛和情感问题,以及逐渐重建他们的身体和心理功能。术后康复是一个漫长的过程,需要患者和医护人员共同努力。帮助患者在心理上适应康复期,需要综合考虑患者的身体状况、康复进程、心理状态等多个因素,制定针对不同患者的个体化康复方案,最大限度地帮助患者在心理上适应术后的康复期。

第九章　骨科疾病和心理障碍

第1节　骨科慢性疼痛引起的心理障碍

骨科慢性疼痛是指发生在骨骼、关节、肌肉、韧带、神经等部位的慢性疼痛。它是一种常见的临床症状,可以影响个体的生活质量和日常活动。骨科慢性疼痛的种类和原因有很多,下面将对其进行详细介绍。

一、特点

骨科慢性疼痛是一种长期持续的疼痛感觉,通常持续时间超过3个月。骨科慢性疼痛对患者的身体和心理健康都有严重的影响,可能会导致多种心理障碍的发生。下面将从以下几个方面详细阐述骨科慢性疼痛可能会引起心理障碍的特点。

1. 骨科慢性疼痛的痛苦感受

骨科慢性疼痛的痛苦感受是引起心理障碍的主要因素之一。慢性疼痛可能会伴随着患者的痛苦和折磨,导致患者对生活失去信心和勇气,产生焦虑、沮丧、愤怒等负面情绪。此外,慢性疼痛还可能影响患者的睡眠和食欲,加重疼痛感受,进而加重患者的心理障碍。

2. 骨科慢性疼痛的影响

骨科慢性疼痛会对患者的生活造成重大的影响。患者可能会因为疼痛感受而无法工作和进行日常生活活动,从而导致经济和社会负担的增加。此外,骨科慢性疼痛可能会导致患者的社交活动受限,从而增加患者的孤独感和焦虑感。这些影响会加重患者的心理负担,进而可能导致心理障碍的发生。

3. 骨科慢性疼痛与抑郁症的关系

骨科慢性疼痛与抑郁症的关系密切。患者在长期的疼痛状态下可能会产生一种无助感和绝望感,从而产生抑郁情绪。抑郁症会对患者的情感和认知功能产生负面影响,从而加重患者的痛苦感受和心理负担。

4. 骨科慢性疼痛与焦虑症的关系

除了抑郁症外,骨科慢性疼痛还与焦虑症的发生密切相关。长期的疼痛状态会让患者对疼痛的再次出现感到担忧和不安,产生一种持续的紧张感和恐惧感。焦虑症会影响患者的行为、认知和情感功能,导致患者无法正常地工作和生活。

5.骨科慢性疼痛与睡眠障碍的关系

骨科慢性疼痛还可能引起患者的睡眠障碍,从而进一步影响患者的心理健康。疼痛感受会影响患者的睡眠质量,导致患者难以入睡或保持睡眠状态。长期的睡眠障碍会加重患者的疲劳感和心理负担,进而可能导致焦虑症、抑郁症等心理障碍的发生。

6.骨科慢性疼痛对心理治疗的需求

对于骨科慢性疼痛患者,除了药物治疗和物理治疗外,心理治疗也是非常重要的一种治疗手段。心理治疗可以帮助患者缓解焦虑、抑郁等心理障碍症状,减轻患者的痛苦感受和心理负担。常见的心理治疗包括认知行为治疗、心理支持治疗、家庭治疗等,可以根据患者的具体情况选择合适的治疗方案。

骨科慢性疼痛可能会引起多种心理障碍的发生,对患者的身体和心理健康都有严重的影响。因此,在治疗骨科慢性疼痛的同时,也需要重视患者的心理状态,并及时进行心理干预和治疗,以减轻患者的心理危害。

二、干预

骨科慢性疼痛对患者的生活质量有很大影响,患者可能会感到沮丧、无助和焦虑。因此,正确的心理干预和管理是骨科慢性疼痛治疗的重要组成部分。以下是几种常见的骨科慢性疼痛的心理干预方式。

1.认知行为疗法(CBT)

CBT 是一种常见的心理干预方法,用于治疗患者的情绪障碍和疼痛。该方法的基本原理是通过帮助患者改变不健康的思维和行为方式来改善情绪和减轻疼痛。前文已详细介绍,此处不再赘述。

2.心理教育

心理教育是一种帮助患者了解疼痛的生理和心理机制的方法,以及如何控制疼痛和改善生活质量。这种方法强调患者对自己的疼痛有更多的认识和了解,同时提供有效的应对策略。骨科患者的疼痛常常会引发焦虑、抑郁等心理问题,因此心理教育也是非常重要的治疗手段。以下是一些常用的骨科患者疼痛的心理教育方式。

(1)疼痛认知教育。对于患者,疼痛常常是一种无法忍受的感受,容易让他们感到恐惧和绝望。因此,医生可以通过疼痛认知教育,向患者介绍疼痛的生理和心理机制,以及疼痛和情绪的关系,帮助患者更好地理解自己的疼痛,减少对疼痛的恐惧感。

(2)放松训练。通过深呼吸、肌肉松弛等放松训练,可以缓解患者的焦虑和紧张,有助于降低疼痛感受。同时,医生也可以教育患者通过正念练习,更好地关注当下的感受,减少对未来疼痛的担忧。

(3)社交支持。骨科疼痛常常会影响患者的日常生活和社交活动,导致他们感到孤独和无助。因此,医生可以通过社交支持的方式,帮助患者重建社交网络,增强自信心,减少疼痛的负面影响。

(4)情绪治疗。对于部分骨科疼痛患者,他们的疼痛可能与情绪问题密切相关。因此,医生可以通过认知行为治疗、解决问题疗法等心理治疗方式,帮助患者更好地应对疼痛和情绪问题。

(5)药物治疗。对于某些严重的疼痛,药物治疗也是必要的。但是需要注意的是,药物治疗不应成为主要的治疗方式,患者应该在医生的指导下合理使用药物,避免滥用和依赖。同时,医生也需要告知患者可能出现的副作用和风险。

3. 心理治疗

心理治疗是一种通过与治疗师交流来解决患者的情绪问题,探索应对策略的方法。心理治疗可以帮助患者缓解压力、焦虑和沮丧等情绪,并促进情绪调节和应对策略的建立。

4. 肌肉松弛训练

肌肉松弛训练是一种通过逐步放松肌肉群来缓解疼痛的方法。这种方法可以帮助患者缓解身体的紧张和疼痛,同时可以提高身体的放松反应。下面介绍一些常用的肌肉松弛训练方法。

(1)渐进性肌肉松弛训练(progressive muscle relaxation,PMR)。这种方法通过逐渐紧张然后放松不同的肌肉群来帮助患者学会肌肉松弛。该训练通常分为两个阶段:在第一阶段中,患者会在舒适的位置上闭上眼睛,逐个紧张和放松身体的各个肌肉群,每个肌肉群维持 5～10 秒钟;在第二阶段中,患者只需想象肌肉群的紧张和放松即可。

(2)自我暗示(autogenic training,AT)。这种方法要求患者在舒适的位置上闭上眼睛,专注于自己的呼吸和身体感觉。然后,患者通过重复一系列暗示性短语来诱导身体的自然反应,如"我的右臂感觉很沉重、很温暖"等。这些短语通常与患者的身体感觉和呼吸有关,可以帮助患者放松身体。

(3)深呼吸训练。这种方法通过深而缓慢的呼吸来帮助患者放松身体和情绪。患者应在舒适的位置上坐下或躺下,手放在肚子上。然后,患者慢慢地吸气,使肚子膨胀,然后缓慢地呼气,使肚子收缩。这种训练可以减轻身体的压力和疼痛感,让患者感到更加平静和放松。

以上方法均可在心理专家或物理治疗师的指导下进行,以确保正确执行和最佳效果。

5. 生物反馈

生物反馈是一种通过测量和反馈身体生理指标来帮助患者控制疼痛和情绪

的方法。这种方法可以帮助患者了解自己的身体反应和生理机制,并通过练习来控制身体反应和减轻疼痛。

(1)电生理反馈。电生理反馈使用电极来监测患者的生物电活动,例如肌肉电位、皮肤电位和心率变异性。通过观察电生理反馈仪器上的实时反馈信息,患者可以学习如何控制自己的身体反应。例如,当患者感觉到焦虑时,他们可以通过深呼吸和肌肉放松来减少肌肉电位和皮肤电位。

(2)呼吸反馈。呼吸反馈使用呼吸传感器来监测患者的呼吸模式。患者可以通过观察反馈信息,学习如何调节自己的呼吸模式,从而减少压力和疼痛。例如,深呼吸练习可以帮助患者放松身体和心理,减少身体的疼痛感。

(3)温度反馈。温度反馈使用温度传感器来监测患者的皮肤温度。患者可以通过观察反馈信息,学习如何控制自己的皮肤温度。例如,当患者感到焦虑时,他们可以通过想象温暖和放松的场景来提高皮肤温度,从而减少身体的疼痛感。

(4)心理反馈。心理反馈使用心电图来监测患者的心率和心率变异性。患者可以通过观察反馈信息,学习如何调节自己的心理状态,减少压力和疼痛。例如,正念练习可以帮助患者注意当下的感受,提高心率变异性,从而减少身体的疼痛感。

需要注意的是,生物反馈需要经过专业的培训和指导,才能达到最佳效果。因此,在进行生物反馈训练前,建议患者先咨询专业医生或心理医生的意见。

6. 放松练习

放松练习包括深呼吸、渐进性肌肉松弛等技术,旨在缓解身体和心理的紧张和疼痛。这些练习可以帮助患者放松身心,转移对疼痛的注意力。

骨科疼痛的心理管理方式还包括以下几种方法。

(1)注意力转移。将患者的注意力从疼痛转移到其他事物上。例如,让患者集中注意力于听音乐、看电影或进行其他的娱乐活动,以减轻疼痛的感受。

(2)健康的生活方式。通过健康的生活方式来减轻疼痛。这包括适度的锻炼、健康的饮食和足够的休息,以维持身体的健康状况。

(3)支持性疗法。这是一种心理干预方法,可以通过提供情感支持和安慰来减轻患者的疼痛。支持性疗法的主要目的是让患者感到被理解、被关注和被接纳。

(4)瑜伽和冥想。这些练习可以帮助患者通过深呼吸和放松练习来减轻疼痛。这些练习还可以帮助患者放松身体和心灵,并降低疼痛的感受。

(5)社会支持。社会支持可以帮助患者减轻疼痛的感受。这包括家庭、朋友、社区和其他支持团体的支持。社会支持可以提供情感和实质性的支持,让患者感到他们不是孤单的,可以帮助他们更好地应对疼痛。

骨科慢性疼痛的治疗应该是一个综合性的过程,需要采用多种手段,骨科慢性疼痛的治疗不仅涉及身体上的治疗,还需要注意到患者的心理健康。心理干预可以有效地减轻患者的疼痛,提高生活质量。通过不同的心理管理方式,患者可以更好地控制疼痛,恢复健康。在进行心理干预时,需要根据患者的个体差异,制定个性化的心理治疗方案。同时,心理干预需要与其他治疗方式相结合,形成综合治疗,以取得最佳的治疗效果。

第2节　老年人群骨科疾病引起的心理障碍

一、特点

老年人是人口结构中非常重要的一部分,随着年龄的增长,身体的机能逐渐下降,各种慢性疾病的发生率也相应地增加。骨科疾病是老年人最常见的疾病之一,不仅会对患者的身体健康造成严重的影响,还可能引起一系列的心理障碍。下面将从以下几个方面详细阐述老年人群骨科疾病引起老年人心理障碍的特点。

1. 老年人群体的心理特点

老年人的心理特点与其他年龄群体存在较大差异,主要表现在自我认知和身份认同的改变、生活环境和社会支持的变化、心理防御机制的变化等方面。此外,老年人的心理稳定性和心理韧性也受到了较大的影响,容易出现焦虑、抑郁、失眠等心理问题。

2. 骨科疾病对老年人心理的影响

骨科疾病是老年人最常见的疾病之一,对老年人的身体和心理健康都有较大的影响。老年人患上骨科疾病可能会引起身体功能下降,甚至导致行动不便、失能等问题,使老年人的生活质量下降。在心理方面,患有骨科疾病的老年人常常感到疼痛、焦虑、沮丧、失落等负面情绪,这些情绪会进一步影响老年人的身体健康和生活质量。

3. 骨科疾病与老年人抑郁症的关系

老年人群体中,患有抑郁症的人数较多,骨科疾病是导致老年人抑郁症的重要原因之一。骨科疾病会导致老年人疼痛和行动不便,使老年人的生活质量下降,同时还会引发老年人的消极情绪,使老年人产生无助感和绝望感,加重老年人抑郁症的发生率。

4. 骨科疾病与老年人焦虑症的关系

老年人群体中,患有焦虑症的人数也较多,骨科疾病同样是导致老年人焦虑症的重要原因之一。骨科疾病会导致老年人的身体功能下降,失去自理能力,面对未来的不确定性,老年人会感到焦虑和恐惧。另外,老年人在接受骨科手术治疗时,手术切口、麻醉等因素也会增加老年人的焦虑感。

5.骨科疾病对老年人社会支持的影响

老年人在患有骨科疾病时,会面临生活自理困难、家庭关系变化、朋友关系减少等问题,使老年人的社会支持受到影响。缺乏社会支持会使老年人感到孤独和无助,加重老年人的心理负担,同时也可能影响老年人的身体健康。

6.骨科疾病对老年人自我认知和身份认同的影响

老年人在患有骨科疾病时,会感到自我价值和身份认同受到影响,产生自卑和无助等情绪。骨科疾病不仅会影响老年人的身体健康,还会影响老年人的精神状态,使老年人感到自我认知和身份认同受到负面影响。

二、干预

针对老年人群骨科疾病引起的心理障碍问题,开展相应的心理干预非常必要。

1.认知行为疗法

认知行为疗法是一种心理治疗方法,适用于老年人骨科疾病引起的心理障碍,可以有效缓解老年人的情绪问题。认知行为疗法通过让老年人调整自己的认知方式和思考方式,帮助老年人更好地理解和面对自己的问题。这种疗法可以帮助老年人认识到,他们的思考方式可能存在一些偏差,因此需要进行调整,从而达到减轻心理压力的效果。

具体的操作步骤前文已详述,此处不再赘述。

2.心理教育

心理教育是一种通过教育和训练来提高老年人心理健康水平的干预措施。这种方法可以帮助老年人更好地了解和应对自己的心理问题,增强自我调节能力。同时,心理教育还可以帮助老年人认识到骨科疾病和心理问题之间的关系,减少因心理问题导致的病情加重。

具体的操作步骤包括:首先,医护人员要向老年人传授一些心理健康方面的知识,包括如何应对焦虑、抑郁等情绪问题,以及如何调节自己的情绪。医护人员还可以教授老年人如何进行放松练习和自我心理调节的技巧,例如深呼吸、渐进性肌肉松弛法等。同时,医护人员也可以向老年人介绍一些社交活动和参加兴趣爱好活动的好处,鼓励老年人积极参与社会活动,扩大社交圈,以增强心理健康。

3.支持性心理治疗

支持性心理治疗是一种通过提供心理支持来帮助老年人调节情绪和应对心理问题的治疗方法。这种治疗方法适用于老年人中心理问题较为轻微的情况。通过与老年人进行有效的沟通和交流,医护人员可以提供情感上的支持和鼓励,帮助老年人缓解痛苦和焦虑,增强心理适应能力。

具体的操作步骤包括:首先,医护人员要与老年人进行有效的沟通和交流,了解老年人的心理状况和痛苦。在交流的过程中,医护人员要给予老年人情感上的支持和鼓励,让老年人感到自己被理解和关注。其次,医护人员要帮助老年人找到适当的方式来应对自己的情绪问题,例如进行放松练习、倾诉等。最后,医护人员要定期对老年人进行跟踪评估,及时调整治疗计划,确保老年人的心理健康得到有效的维护和管理。

综上所述,骨科疾病对老年人的身体和心理健康都会产生重要影响。因此,在治疗老年人群体的骨科疾病时,不仅要关注身体治疗,还要注重心理干预,提高老年人的生活质量。此外,通过积极引导老年人与社会支持网络建立良好的沟通和互动关系,帮助老年人调整自我认知和身份认同,也可以缓解老年人的焦虑症状,提高老年人的生活质量。最终目的是使老年人能够拥有健康、快乐、充实的晚年生活。

第3节　年轻人群骨科疾病引起的心理障碍

年轻人是社会的主要力量,但是由于现代生活方式的改变和工作压力的增大,年轻人也面临着越来越多的健康问题。骨科疾病是年轻人常见的健康问题之一,而骨科疾病不仅会给年轻人带来身体上的疼痛和不适,还会影响到年轻人的心理健康,引起心理障碍,如抑郁症、焦虑症等。本节将探讨年轻人群骨科疾病引起心理障碍的特点以及相应的干预措施。

一、特点

1. 心理压力增加。由于年轻人工作压力大、竞争激烈、社交压力大,骨科疾病的出现会增加年轻人的心理压力。年轻人可能因为骨科疾病而不能正常工作、参与社交等,从而产生心理不适和焦虑感。

2. 自我价值感下降。由于骨科疾病的出现,年轻人可能不能像以前那样进行体育锻炼和其他活动,这会导致他们的自我价值感下降,产生自卑感和失落感。此外,骨科疾病也可能导致年轻人的形象发生改变,影响他们的自尊心。

3. 社交障碍。由于骨科疾病的出现,年轻人可能不能正常参加社交活动,这会导致他们的社交能力受到影响。年轻人可能因此感到孤独和失落,甚至引发社交恐惧症等心理问题。

4. 心理问题影响治疗效果。心理问题的存在会对骨科疾病的治疗产生负面影响。如果年轻人因为心理问题无法配合治疗或者因为心理问题而不积极治疗,将会延长疾病的治疗时间和恢复时间,从而加重心理和身体的负担。

二、干预

1.心理治疗

针对年轻人群骨科疾病引起的心理问题,可以采用心理治疗的方法进行干预。心理治疗可以帮助年轻人解决心理问题,减轻情绪的负担,提高治疗效果。心理治疗的形式包括个体治疗、家庭治疗、群体治疗等。

2.药物治疗

对于严重的心理问题,可以采用药物治疗进行干预。药物治疗需要在专业医生的指导下进行,并且要注意药物的剂量和使用时间。

3.康复训练

骨科疾病治疗后,需要进行康复训练,以恢复身体功能和减轻疼痛。康复训练也可以帮助年轻人增强自信心,恢复自我价值感。

4.心理健康教育

通过心理健康教育,向年轻人介绍骨科疾病的相关知识,以及心理问题的产生原因和处理方法,提高年轻人的心理健康意识和能力,减少不必要的心理负担。

5.社会支持

在治疗期间,给予年轻人足够的社会支持和关爱,帮助他们渡过难关,减轻心理负担。社会支持的形式包括家庭支持、朋友支持、医疗团队支持等。

年轻人群骨科疾病引起的心理问题是需要引起重视的。通过心理治疗、药物治疗、康复训练、心理健康教育和社会支持等干预措施,可以帮助年轻人有效地缓解心理负担,恢复身心健康。同时,建立健康的生活方式和工作方式,预防骨科疾病的发生,也是重要的健康管理措施。

第4节　小儿骨科疾病引起的儿童心理障碍

小儿骨科疾病是指儿童在生长发育过程中出现的与骨骼、肌肉、关节等相关的疾病,如佝偻病、先天性髋关节发育不良、脊柱侧弯等。这些疾病不仅会影响儿童的身体健康,还可能对其心理健康产生一定影响。本节将从以下几个方面详细介绍小儿骨科疾病引起儿童心理障碍的特点。

一、类型

小儿骨科疾病引起的心理状态及心理障碍类型多种多样,主要包括以下几类。

1.自卑感

小儿骨科疾病往往会影响儿童的外貌和体能,导致儿童产生自卑感,觉得自己不如别人。

2. 学习困难

由于疾病的影响,儿童可能需要长期住院治疗,不能正常上学,影响学习成绩。

3. 社交障碍

疾病影响儿童的体能和外貌,可能会导致他们产生社交障碍,不愿与人交往。

4. 焦虑症

由于疾病的影响,儿童可能出现不安、恐惧、烦躁、容易紧张、回避等情绪及行为表现,导致情绪波动明显,容易出现焦虑症状。

5. 抑郁症

长期的身体不适、疾病治疗和预后欠佳往往会导致儿童情绪低落、烦躁、易激惹、愉快感下降等表现,出现抑郁症状,长期便导致心理社会功能受损。

二、特点

1. 不同年龄段的心理反应不同

小儿骨科疾病对不同年龄段的儿童影响不同。幼儿期的儿童可能会因为分离焦虑症状而出现异常行为;学龄期的儿童可能会出现抑郁、自卑等情况;而青春期的儿童则可能会出现社交障碍等问题。

2. 与治疗方案的关系密切

小儿骨科疾病的治疗方案对心理健康的影响非常重要,因为不同的治疗方案可能会对儿童的心理产生不同的影响。例如,手术治疗可能会引起儿童的恐惧和焦虑,但也可能会使他们感到希望和满足,因为手术可以帮助他们改善身体状况。因此,医生和家长应该综合考虑并最小化对孩子心身健康的长期影响,选择适合孩子的治疗方案,尽可能减轻儿童的恐惧和焦虑。

3. 家庭环境和社会支持的重要性

家庭环境和社会支持是影响儿童心理健康的重要因素。如果家庭环境稳定、温暖,父母和亲人给予儿童足够的关爱和支持,理解其心理与情绪状态,儿童可能更容易适应疾病,减轻心理压力。此外,社会支持也非常重要,例如,学校和社区可以提供儿童需要的帮助和支持,帮助他们适应疾病带来的影响。

4. 对儿童成长的影响

小儿骨科疾病不仅会影响儿童的身体健康和心理健康,还可能对他们的成长和发展产生长期的影响。例如,长期住院治疗可能导致儿童与同龄人相比,社交和学习能力差异增大,进而影响其未来的职业和生活。因此,家长和医生需要关注儿童的长期发展和适应,帮助他们尽快恢复身体和心理健康。

5.心理治疗的重要性

小儿骨科疾病的治疗不仅需要身体治疗,也需要注重心理治疗。心理治疗可以帮助儿童理解和应对自己的疾病,减轻其焦虑、抑郁等心理症状。常用的心理治疗包括支持性心理治疗、认知行为治疗和家庭治疗、团体治疗等。

三、干预

预防和干预是减轻小儿骨科疾病引起心理健康问题的重要手段。以下是一些预防和干预措施。

1.加强儿童身体健康的保护,包括定期体检、营养均衡、合理运动等,预防或减少小儿骨科疾病的发生。

2.及时治疗小儿骨科疾病,减轻疾病对儿童身心健康的影响。

3.建立健康的家庭环境,提供稳定的家庭支持和关爱,促进儿童身心健康的发展。

4.提供支持和理解。在治疗小儿骨科疾病的过程中,家长和医护人员应该时刻给予儿童足够的支持和理解,消除孤独感。

5.维持日常生活的稳定性。尽可能保持儿童的日常生活和日常活动的稳定性,例如,鼓励上学并积极参加社交活动,让他们感受到生活仍然有规律性和正常性。

6.心理干预。医生可以建议儿童进行心理治疗,例如认知行为治疗、家庭治疗、游戏疗法、支持性团体治疗等,以帮助儿童减轻焦虑、恐惧和抑郁等负面情绪。

7.保持积极心态。家长和医护人员可以通过积极的言语和态度,鼓励儿童保持积极的心态,例如告诉他们治疗的过程会很快结束,鼓励他们参加一些积极向上的活动,以增强他们的信心和乐观性。

8.健康宣教与心理教育。在儿童骨科疾病治疗的过程中,家长和医生需要为儿童提供必要的教育和信息,让他们了解自己的疾病及心理状态,明白治疗的方案和过程,从而减轻他们的恐惧和焦虑。

9.强化社会支持。家庭和社会的支持对儿童的心理健康非常重要,例如,学校可以提供特殊的教育和支持,社区可以为家庭提供必要的帮助和资源,以减轻家庭的压力,提高儿童的适应性。

小儿骨科疾病对儿童的身体健康和心理健康都会产生重要的影响。采取预防和干预措施可以减轻疾病带来的负面影响,帮助儿童尽快恢复身心健康。同时,医生、家长和社会各界都需要关注儿童的身心健康问题,共同为儿童的健康发展提供支持和帮助。

第5节 关节有关疾病引起的心理障碍

一、特点

关节疾病是指影响关节结构和功能的各种疾病,如骨关节炎、类风湿关节炎、强直性脊柱炎等。这些疾病会导致患者出现关节疼痛、肿胀、僵硬、运动障碍等症状,严重影响患者的生活质量。除了身体上的痛苦,关节疾病还会对患者的心理产生影响,甚至导致心理障碍的发生。关节疾病患者的心理障碍主要表现为抑郁症、焦虑症、失眠症、适应障碍、强迫症等。这些心理障碍会进一步影响患者的身体健康和生活质量,因此,了解关节疾病引起的心理障碍的特点非常重要。

1. 抑郁症

抑郁症是指持续情绪低落、兴趣减退、感觉疲乏无力、自我价值感降低、注意力减退等一系列症状的心理障碍。关节疾病患者容易因为身体上的不适和疼痛而情绪低落,长期持续下去可能会导致抑郁症的发生。与一般抑郁症患者相比,关节炎患者的抑郁症状更加明显,而且更难治疗。研究表明,关节炎患者的抑郁症状与炎症反应有关,因为炎症会影响大脑中的神经递质,进而导致情绪障碍。

2. 焦虑症

焦虑症是指持续或反复出现的不适宜的强烈的焦虑情绪,以及焦虑情绪相关的生理和心理症状。焦虑症的症状包括紧张、不安、易激惹、疑虑、失眠、胃部不适等。对于关节疾病患者来说,他们可能会感到焦虑的原因是多方面的。首先,关节疾病患者需要长期面对疼痛和运动障碍等身体上的不适,这些症状会引起患者的情绪不稳定和紧张。其次,由于关节疾病是一种慢性疾病,治疗需要长期进行,这也会增加患者的焦虑感。最后,关节疾病患者常常需要面对家庭和工作上的压力,这也会导致焦虑情绪的增加。

3. 失眠症

失眠症是指无法获得足够的睡眠时间或无法获得满意的睡眠质量的一种睡眠障碍。关节疾病患者由于身体上的疼痛和不适,可能会导致夜间睡眠质量下降,进而引发失眠症。失眠症对患者的身体健康和心理健康都会造成影响,加重患者的痛苦和疲劳感,影响患者的生活质量。

4. 适应障碍

适应障碍是指在面对生活中的压力和变化时,出现的情绪和行为上的反应异常。对于关节疾病患者来说,适应障碍主要表现为对疾病的适应困难。由于关节疾病是一种慢性疾病,需要长期治疗和管理,患者容易感到无望和无助,出现情绪上的困扰和行为上的反应异常,例如,过分依赖他人、缺乏信心等。

5. 强迫症

强迫症是指反复出现强迫思想和行为的心理障碍。关节疾病患者可能会出现强迫症状,例如,过分担心疾病的进展、过分检查和治疗等。这些强迫症状会增加患者的痛苦和焦虑感,进一步影响患者的生活质量和康复进程。

总结起来,这些心理障碍对患者的身体健康和心理健康都会造成不利影响,加重患者的痛苦和疲劳感,影响患者的生活质量和康复进程。因此,关节疾病患者需要得到综合的治疗,包括药物治疗、康复治疗、心理治疗等方面的支持,以减轻心理障碍的症状,促进身心健康的全面康复。同时,患者也需要积极参与自我管理,调整心态,建立积极乐观的生活态度,提高自身的抗压能力和应对能力,以更好地面对和管理疾病带来的身体和心理困扰。

二、干预

对于关节疾病引起的心理障碍,需要进行相应的干预措施来帮助患者缓解心理问题,提高患者的生活质量和治疗效果。

1. 抑郁症的干预

对于关节疾病患者的抑郁症,应该采用综合干预措施。首先,应该针对患者的身体状况,加强关节疾病的治疗和管理,控制关节疾病的症状,减轻患者的疼痛和不适感。

其次,应该采用药物治疗和心理治疗相结合的方式,对患者进行综合治疗。药物治疗可以缓解患者的症状,如使用抗抑郁药物等。心理治疗可以帮助患者调整心态,减轻抑郁情绪,例如,认知行为治疗、支持性治疗等。

此外,患者的家庭和社会支持也非常重要。家庭成员应该关注患者的心理健康状况,关注患者的情绪变化,帮助患者缓解压力和负担。社会支持可以来自于亲友、社区和专业机构等,为患者提供情感和实质上的帮助。

抑郁症的干预需要综合考虑患者的身体状况、药物治疗、心理治疗和社会支持等多方面的因素。

2. 焦虑症的干预

对于关节疾病患者的焦虑症,也应该采用综合干预措施。首先,应该控制症状,减轻疼痛和不适感。其次,应该采用药物治疗和心理治疗来综合治疗患者。药物治疗方面,可以采用抗焦虑药物等药物来缓解患者的症状。心理治疗方面,认知行为治疗和心理教育等方法可帮助患者理解和应对焦虑情绪,减轻心理压力和不适感。

此外,患者的生活方式也会对焦虑症的干预起到很大的影响。建议患者适当运动,保持良好的睡眠和饮食习惯。可以选择一些轻松愉悦的活动来缓解焦虑,如听音乐、绘画等。此外,患者的家庭和社会支持也是非常重要的,家庭成员可以关注患者的情绪变化,支持患者积极应对焦虑情绪。

3.失眠的干预

关节疾病患者常常会因疼痛、不适和心理压力等问题而导致失眠。针对关节疾病患者的失眠问题,应该采用综合干预措施。首先,应该控制疼痛和不适感,同时避免使用可能导致失眠的药物,如利多卡因等。其次,可以采用药物治疗和非药物治疗相结合的方式进行治疗。

药物治疗方面,可以使用安眠药等药物来缓解失眠。但是,药物治疗并不是长期的解决方案,需要在医生的指导下使用。非药物治疗方面,建议患者进行行为治疗和催眠治疗等,帮助患者调整睡眠节律,增强睡眠质量。同时,患者也应该养成一些良好的睡眠习惯,如保持规律的睡眠时间、避免使用电子产品等。

4.适应障碍的干预

关节疾病的发生会对患者的生活产生较大影响,导致患者出现适应障碍。适应障碍是一种心理障碍,表现为对环境的适应能力下降,情绪不稳定、焦虑、疑虑等。针对关节疾病患者的适应障碍问题,应该采用综合干预措施,旨在帮助患者积极应对疾病并恢复生活功能。

首先,需要对患者进行心理评估,了解患者的心理状态和适应能力,为后续的治疗提供基础。心理治疗是治疗适应障碍的重要手段,包括认知行为治疗、心理教育、支持性心理治疗等。通过心理治疗,患者可以学习有效的应对策略,提高自我调节能力,减轻焦虑和疑虑。

同时,社会支持对患者也非常重要。家庭成员和亲友可以给予患者情感和实质上的支持,帮助患者恢复生活功能。此外,可以通过参加相关的社会团体或支持小组,与其他患者互相交流,分享经验和感受,增强自信心和社交能力。

针对关节疾病患者的心理干预应该综合考虑患者的具体情况和需求,采用多种干预措施相结合的方式进行治疗,帮助患者积极应对疾病,恢复生活功能,提高生活质量。

第6节 骨肿瘤患者的心理障碍

一、特点

骨肿瘤是一种恶性肿瘤,对患者身体和心理健康都会造成严重的影响。骨肿瘤患者可能会面临各种挑战,包括疼痛、失去工作能力、社交孤立等等。这些因素往往会对患者的心理健康产生负面影响,导致焦虑、抑郁和其他心理障碍。以下是有关骨肿瘤患者心理障碍的特点的详细内容。

1.抑郁症

抑郁症是骨肿瘤患者最常见的心理障碍之一。患者可能会感到绝望、失落、无助、内心空虚,甚至对生命失去兴趣和动力。研究表明,有20%～25%的骨肿瘤患者会出现抑郁症状。这种疾病可能会严重影响患者的生活质量和治疗效果。

2.焦虑症

焦虑症是另一种常见的心理障碍,有15%～20%的骨肿瘤患者会出现焦虑症状。患者可能会感到紧张、不安、恐惧,担心自己的病情会变得更加严重。这种疾病可能会影响患者的睡眠和食欲,使得患者更加疲惫和虚弱。

3.疼痛

骨肿瘤患者可能会面临严重的疼痛,这会导致他们的心理健康受到影响。疼痛可能会使得患者感到沮丧和愤怒,甚至导致睡眠问题和食欲不振。研究表明;慢性疼痛可能会影响患者的认知和情感功能,使得患者更加容易出现焦虑和抑郁症状。

4.自我形象问题

骨肿瘤患者可能会因为疾病和治疗的影响而出现自我形象问题,例如失去肢体、毛发脱落、面部肿胀等等。这些问题可能会导致患者出现自卑、无助和失去信心,进而影响其心理健康。患者可能会避免与人交往,出现自我孤立和社交障碍。此外,自我形象问题还可能会影响患者的性格和行为,例如消极情绪和沮丧、对治疗的抵触和担忧等等。

5.负面思维和情绪

骨肿瘤患者可能会出现负面思维和情绪,例如悲观、失落、愤怒、恐惧等等。这些情绪可能会导致患者产生负面的态度和行为,例如对治疗的不信任、不合作和拒绝、对未来的悲观和失望等等。这些负面思维和情绪可能会进一步加剧患者的疾病和治疗效果,影响其心理和生理健康。

6.心理防御机制

骨肿瘤患者可能会使用心理防御机制来应对疾病和治疗的压力。例如,他们可能会使用否认、回避、投射、转移等机制来减轻自己的不安和压力。然而,这些防御机制可能会导致患者无法正视自己的问题和困境,从而影响治疗效果和生活质量。

7.治疗后遗症

骨肿瘤患者可能会在治疗后出现各种后遗症,例如疼痛、缺陷、运动能力下降等等。这些后遗症可能会对患者的心理健康产生长期的负面影响,例如自卑、焦虑、抑郁等等。治疗后遗症可能会对患者的生活产生严重影响,包括对日常活动和工作能力的限制,从而导致患者感到无助和失落。

总之,骨肿瘤患者心理健康受到严重影响,这些问题需要得到专业的心理支持和治疗,以帮助患者应对疾病和治疗的压力,提高其生活质量和治疗效果。

二、干预

为了帮助骨肿瘤患者缓解心理障碍的症状,需要采取相应的干预措施。以下是有关骨肿瘤患者心理障碍干预的详细内容。

1. 心理治疗

心理治疗是治疗骨肿瘤患者心理障碍的一种有效方法。通过与心理治疗师的谈话,骨肿瘤患者可以了解和处理自己的情感和心理问题,改变自己的思维和行为方式,提高自我认知和应对能力。常用的心理治疗包括认知行为治疗、解析治疗、家庭治疗等等。

认知行为治疗是一种以改变骨肿瘤患者的认知和行为为目标的治疗方法,通过控制和改变患者的负面思维和行为方式,以达到减轻症状的效果。解析治疗则是通过分析患者的潜意识和心理过程,以达到理解和解决问题的效果。家庭治疗则是针对家庭系统的治疗方法,通过研究家庭成员之间的互动关系,改善家庭氛围,从而帮助骨肿瘤患者缓解心理障碍的症状。

2. 药物治疗

药物治疗也是治疗骨肿瘤患者心理障碍的一种有效方法。抗抑郁药和抗焦虑药是常见的药物治疗方法。抗抑郁药可以减轻骨肿瘤患者的抑郁症状,提高其情绪和精神状态,而抗焦虑药可以减轻焦虑症状,帮助患者放松和缓解紧张情绪。

然而,需要注意的是,药物治疗并非适用于所有的骨肿瘤患者,也存在一定的风险和副作用。因此,在使用药物治疗前,需要医生进行全面评估和指导,同时还需要注意遵循医嘱和用药注意事项,以避免出现不良反应和药物滥用等问题。

3. 社会支持和心理教育

社会支持和心理教育也是帮助骨肿瘤患者缓解心理障碍症状的重要方法。社会支持可以包括家庭、朋友、社区和专业机构等各方面的支持,这些支持可以帮助患者减轻孤独感和抑郁情绪,增强其生活的意义感和安全感。

心理教育则是针对患者和家属的心理健康知识和技能进行教育,包括如何应对情绪和压力、如何进行有效的沟通和交流、如何管理疼痛和不良情绪等等。通过心理教育,可以帮助患者和家属更好地理解和应对骨肿瘤患者的心理问题,提高其心理健康水平和生活质量。

4. 综合治疗

综合治疗是将多种干预方法综合应用,针对骨肿瘤患者心理障碍进行综合治疗。例如,可以结合心理治疗、药物治疗、社会支持和心理教育等多种干预方法,制定个性化的治疗方案,帮助骨肿瘤患者综合应对心理障碍的症状。

此外,还需要注意以下几点。

1. 重视早期干预。早期干预可以减轻骨肿瘤患者的心理负担,避免病情加重后出现更为严重的心理问题。

2. 注意个性化治疗。不同的骨肿瘤患者在心理障碍方面的表现和需求都可能不同,因此需要制定个性化的治疗方案,针对患者的具体情况进行治疗。

3. 鼓励积极生活态度。骨肿瘤患者需要积极面对疾病和生活,保持乐观和积极的生活态度,这有助于缓解病情和提高心理健康水平。

4. 定期随访。骨肿瘤患者需要定期随访,评估治疗效果和心理状况的变化,及时调整治疗方案,以保证治疗效果。

骨肿瘤患者的心理健康问题需要得到足够的重视和关注。通过综合治疗、药物治疗、心理治疗、社会支持和心理教育等多种方法的综合应用,可以有效地缓解骨肿瘤患者的心理障碍症状,提高其生活质量和心理健康水平。同时,也需要注意早期干预、个性化治疗、鼓励积极生活态度和定期随访等问题,以保证治疗的有效性和安全性。

第7节　残疾患者的心理障碍

一、特点

当人们遭遇骨科疾病或创伤时,常常需要进行手术或其他治疗方式,以减轻疼痛、恢复功能和促进康复。然而,有些骨科疾病或创伤可能会导致患者长期或永久性的残疾,严重影响其日常生活和工作能力,并对患者的心理造成巨大伤害。骨科患者残疾是一个重要的医疗和社会问题,需要得到足够的关注和支持。骨科患者残疾的原因可以有多种,常见的包括以下几种。

1. 骨折或骨骼损伤导致的残疾

骨折或骨骼损伤是导致残疾的最常见原因之一,特别是在老年人群体中。骨折或骨骼损伤可能会导致骨头错位或骨折不愈合,进而导致肢体短缩、畸形或运动功能受限等残疾。

2. 关节疾病导致的残疾

如类风湿性关节炎、骨性关节炎等关节疾病可以导致关节变形、关节强直等残疾。

3. 脊柱疾病导致的残疾

如脊柱侧弯、脊柱裂、椎间盘突出等脊柱疾病可以导致脊柱弯曲、神经根受压等残疾。

4. 肌肉、神经疾病导致的残疾

如多发性神经病、肌无力等疾病可以导致肌肉无力、神经损伤等残疾。

5. 先天性畸形导致的残疾

如先天性肢体缺陷、脊柱裂等畸形可以导致残疾。

6. 外伤或手术后的并发症导致的残疾

如手术后感染、创口裂开等并发症可以导致肢体短缩、感染等残疾。

当骨科疾病或手术导致残疾时,患者常常面临心理和情感方面的挑战。残疾对患者的身体和生活产生了重大影响,不仅仅是身体上的限制,还包括他们的自尊心、自我价值感、人际关系和心理健康。在这种情况下,了解骨科残疾对患者心理的影响是至关重要的,以便能够提供全面的支持和照顾。骨科残疾患者的心理和情感反应是一个复杂而且敏感的问题,因为残疾会对患者的身体、生活和心理状态产生深远的影响。从身体上来看,患者可能会遭受严重的疼痛、肢体功能障碍、行动不便等问题,这些问题会导致患者的日常生活和工作受到很大的限制。而从心理上来看,患者可能会感到自卑、焦虑、抑郁、孤独、失落等负面情绪,这些情绪可能会进一步影响患者的生活和工作。

在面对骨科残疾的患者时,理解他们的心理和情感反应是非常重要的,因为这有助于医护人员提供更全面的关怀和支持。在下面的内容中,我们将详细介绍骨科残疾患者可能面对的心理和情感反应,并探讨如何有效地帮助他们应对这些反应。骨科残疾患者可能面对许多心理和情感反应,包括但不限于以下几点。

1. 感到失落和绝望

骨科残疾患者可能会感到失落和绝望,因为他们无法像以前那样自由地移动和做事情。他们可能会感到自己的身体出现了严重的问题,无法承受这种失去自由的感觉。

2. 感到无助和无能

骨科残疾患者可能会感到无助和无能,因为他们无法像以前那样独立地完成许多日常活动。他们可能需要依赖家人和护理人员的帮助,这会让他们感到无助和无能。

3. 感到沮丧和孤独

骨科残疾患者可能会感到沮丧和孤独,因为他们失去了与朋友和家人一起参加活动的机会。他们可能会感到被社会孤立,无法融入社会。

4. 感到愤怒和失望

骨科残疾患者可能会感到愤怒和失望,因为他们无法继续从事喜欢的工作或娱乐活动。他们可能会感到自己的人生被剥夺,无法得到他们想要的东西。

5. 感到焦虑和恐惧

骨科残疾患者可能会感到焦虑和恐惧,因为他们担心自己的身体状况会恶化或他们的情况会变得更加困难。他们可能担心无法应对未来的挑战和需求。

6. 感到自卑和羞耻

骨科残疾可能会导致身体残缺,患者可能会因此感到自卑和羞耻,觉得自己无法融入社会。

7. 感到抑郁和挫败

患者可能会因为残疾而感到无助、绝望和失落,进而出现抑郁症状。面对残疾带来的种种限制和障碍,患者也可能会感到挫败和失落。

除了上述提到的心理和情感反应,骨科残疾患者还可能经历其他的挑战和困难。例如:

1. 自尊心受损

骨科残疾患者可能感到自尊心受到了打击,觉得自己变得不够完整或者无法胜任某些任务。这种情感反应可能导致患者变得内向、自闭,以及对社交和日常活动的回避。

2. 情绪失控

骨科残疾患者可能在情绪上变得比较敏感和脆弱。他们可能会经常感到焦虑、沮丧、恐惧、愤怒或者失望等情绪,甚至可能出现暴躁、情绪失控的症状。

3. 心理创伤

骨科残疾患者可能会因为疼痛、手术、康复等过程中的痛苦和挑战而受到心理创伤。他们可能会出现重复噩梦、回避某些地方或者活动、经常感到疲倦、难以入睡等症状。

4. 身份认同困难

骨科残疾患者可能会经历身份认同方面的挑战。他们可能会觉得自己不再是之前的那个人,无法完成之前的工作或者参加之前的活动。这种情感反应可能导致患者对自身身份认同的困扰和不安。

5. 社交隔离和孤独感

由于残疾可能使患者的生活受限,使得他们难以参与某些社交活动,而这些活动是常人生活中的常见经历。因此,残疾患者可能感到被孤立和社交隔离,从而产生情感和心理问题。

6. 自我价值感的下降

骨科残疾可能导致患者在生活中丧失某些能力和自主性,这可能会使患者对自己的价值和能力感到怀疑和不满。如果这种感觉被放任不管,可能会导致抑郁症状的加重。

7. 失眠和疲劳

由于骨科残疾患者可能面临疼痛和不适,这可能会影响他们的睡眠质量,从而导致失眠和疲劳等问题。这些问题进一步会影响患者的日常生活和工作。

这些心理和情感反应对骨科残疾患者的生活和健康产生了巨大的影响。因此,对于骨科残疾患者来说,获取适当的心理支持和干预非常重要,以帮助他们应对这些反应并尽可能地恢复生活的质量。当骨科患者面对残疾时,他们可能会出现沮丧、无助、愤怒、自卑、焦虑、恐惧等负面情绪。这些情绪的出现不仅会影响患者的生活质量,还可能影响他们的康复和治疗效果。因此,除了获取心理支持和干预外,患者本身需要积极面对和应对这些情绪。

首先,患者需要接受残疾的现实,并理解这是一种不可逆转的状况。他们可以寻找医生、家人、朋友等支持系统的帮助,接受必要的心理和情感支持。通过倾诉自己的感受和情绪,患者可以缓解自己内心的不安和负面情绪。

其次,患者可以寻找其他骨科残疾患者的支持团体,交流经验和情感,互相支持和鼓励。这些团体提供了一个安全、理解和支持的社交网络,可以帮助患者摆脱孤独感和自我封闭。

此外,患者还可以通过身体锻炼、参加兴趣爱好、旅行等方式来分散注意力,减轻负面情绪的影响。这些活动可以帮助患者建立积极的生活态度,促进身心健康,增强自信心和自尊心。

最后,如果患者无法自我调节和应对情感问题,可以考虑寻求专业的心理治疗。心理治疗可以帮助患者了解自己的情感问题,学习有效的应对和管理策略,并提高自我认知和自我控制的能力。骨科残疾患者需要积极寻求心理和情感上的支持和帮助,掌握适合自己的应对方法和工具,以提高自己的生活质量和幸福感。

二、干预

骨科残疾患者心理上的负担和困扰是无法避免的。为了帮助他们调适情绪、缓解疼痛、提高生活质量,心理干预成为必不可少的手段之一。骨科残疾患者的心理干预旨在帮助患者保持积极向上的心态,促进身心健康的平衡,提高生活自理能力和生活满意度。下面将详细介绍骨科残疾患者的常用心理干预方式。

1. 心理咨询和支持

骨科残疾患者经常面临许多挑战和心理困境,如失去工作、丧失独立性、缺乏自信等。心理咨询师可以通过对患者的倾听和支持,帮助他们理解和应对这些情感问题,增强他们的自我价值感和应对能力。

2. 认知行为疗法

骨科残疾患者的身体残疾可能会导致负面情绪和行为,如焦虑、抑郁、社交障碍等。认知行为疗法可以通过重新评估和调整他们的负面思维和行为,帮助他们更积极地应对残疾并提高生活质量。

3. 生物反馈和肌肉松弛训练

这些技术可以帮助患者学会通过控制心理和身体反应来减轻疼痛和压力。生物反馈可以通过测量身体的生理指标,如心率、血压等,帮助患者学会通过呼吸和肌肉放松等技巧来控制自己的生理反应。肌肉松弛训练则可以通过放松身体肌肉来减轻紧张和疼痛。前文已详述具体方法,此处不再赘述。

4. 心理教育和信息共享

骨科残疾患者和家属需要了解关于残疾和其治疗的信息和技能。心理教育和信息共享可以帮助他们更好地理解和应对残疾,以及寻求支持和资源。

5. 群体治疗

骨科残疾患者可以通过加入心理治疗小组或支持小组来与其他人分享经验和支持。这些小组可以提供一个安全的空间,让患者感到被理解和支持,并帮助他们更好地应对残疾带来的挑战。

6. 药物治疗

有时候,药物治疗可以作为心理干预的一部分,以减轻患者的疼痛、焦虑和抑郁等症状。然而,药物治疗应该在专业医生的指导下进行,并注意遵循正确的剂量和用药时间。

除了上述提到的方式,还有以下一些常见的心理干预方式。

1. 心理治疗

帮助患者发泄情感,探究内心深层问题,提高应对骨科残疾的能力。

2. 社会支持

提供骨科残疾患者需要的社会支持,如家庭、朋友、医生、社会工作者等,帮助他们减轻心理负担。

3. 心理干预指导

向患者和家属提供适当的心理干预指导,指导他们如何应对困难和挑战,提高应对骨科残疾的能力。

4. 情绪自我控制训练

帮助骨科残疾患者控制自己的情绪反应,例如通过深呼吸、放松训练等方式,减轻焦虑和紧张情绪。

5. 心理启发和支持

帮助骨科残疾患者重新审视自己的生活和未来,提供一些积极的建议和支持,让患者更有信心地面对未来。

6. 基于应激的干预

帮助骨科残疾患者应对和缓解各种应激反应,例如疼痛、焦虑、抑郁等,从而提高生活质量。

7.社会技能训练

帮助骨科残疾患者掌握一些社交技巧和沟通技能,以更好地融入社会。

8.情境暴露疗法

通过让患者逐渐面对和应对自己害怕的情境来减轻恐惧和焦虑感。

9.艺术治疗

通过绘画、音乐、舞蹈等艺术形式来表达和调节情绪,提高患者的心理健康和自我认知。

需要注意的是,不同的患者因为残疾类型、性质和程度的不同,可能需要不同的心理干预方式,需要根据具体情况进行选择。同时,心理干预需要有专业医生或心理医生进行指导和辅导,以确保干预的有效性和安全性。不同的患者会因为个体差异而需要不同的干预方式,因此心理评估结果也是制订干预计划的重要依据。

第8节 手术前患者的心理障碍

一、特点及干预

骨科手术前处理好患者的心理情感反应对于手术的成功和患者的康复非常重要。手术本身对于患者来说是一个重大的生命事件,对于部分患者来说,手术前的心理情感反应可能是难以承受的。因此,了解患者在手术前可能出现的心理情感反应,以及如何应对这些反应,对于医生和其治疗团队来说至关重要。

手术前患者的心理情感反应可能包括焦虑、恐惧、沮丧等。这些反应是由于手术本身的不确定性、可能出现的并发症、疼痛和康复过程等因素造成的。下面将分别介绍这些心理反应的表现和应对方法。

1.焦虑

焦虑是一种对未来不确定性的情绪反应。手术前,患者可能会感到焦虑,因为他们无法预知手术的结果,可能会面临的并发症和疼痛,以及康复期间的挑战。患者可能会表现出相应的躯体症状,如心跳加快、呼吸急促、头痛等,同时还可能表现出情绪上的反应,如烦躁不安、易激动、无法入睡等。

应对焦虑的方法包括。

(1)提供信息支持。医生和治疗团队应该向患者提供有关手术、康复和可能的并发症的详细信息,以帮助患者了解自己的情况,从而减轻焦虑感。

(2)提供情感支持。医生和治疗团队应该提供情感支持,从治疗初期开始与患者建立信任关系,了解接纳他们的感受,并积极回应他们的需求和担忧。

(3)应用放松技巧。放松技巧包括深呼吸、气息调节、渐进性肌肉松弛等方法,可以帮助患者缓解焦虑紧张感,减少身体症状。

2. 恐惧

恐惧是一种对于潜在威胁的情绪反应。在手术前,患者可能会感到恐惧,因为他们担心手术可能会失败,甚至面临生命危险。患者可能会表现出身体症状,如出汗、头晕、胃部不适等,同时还可能表现出情绪上的反应,如害怕、不安、失眠等。

应对恐惧的方法包括:

(1)提供安全感。医生和治疗团队应该向患者传达手术的安全性和科学性,并告知他们医生和护士会为他们提供持续的全面的护理和监护,以帮助患者建立安全感。

(2)提供信息支持。医护团队应该向患者提供有关手术过程、风险、康复和一些可能的并发症的详细信息,以帮助患者了解自己的病情,从而减轻恐惧感。

(3)提供情感支持。与患者建立信任关系,了解他们的感受,并积极回应他们的需求和担忧,以帮助患者缓解恐惧感。

(4)鼓励支持网络。鼓励患者与家人、朋友、信仰团体等建立相互联系,获得情感支持和鼓励。

3. 沮丧

沮丧是指一种对于现实的失望和悲伤的情绪反应。在手术前,患者可能会感到沮丧,因为他们意识到自己的身体状况需要手术治疗,可能会面临疼痛和长期的康复过程。患者可能会表现出躯体症状,如疲劳、食欲减退、睡眠障碍等,同时还可能表现出情绪上的反应,如消沉、失去兴趣、自责等。

应对沮丧的方法包括:

(1)提供情感支持。医疗团队应与患者建立信任关系,了解他们的感受,以帮助患者缓解沮丧感。

(2)鼓励积极思考。帮助患者认识到自己思维模式的问题,并且帮助患者找到积极的思考方式,例如认为手术是一种改善自己健康状况的机会,康复过程是自我成长的机会等。

(3)提供支持资源。引导患者寻找康复过程中的支持资源,例如心理咨询、物理治疗、康复中心等。

4. 无助

骨科患者在接受手术前后可能会感到无助和无能为力,可能会担心手术的结果和术后恢复情况,对未知的事情感到不安。会感到无法掌控自己的病情和治疗过程、担心手术后身体功能的损失,以及担心手术后生活质量的下降,进而感到无助和无力。

应对无助的方法包括:

(1)提供信息和支持。医护人员应该向患者提供详细的手术信息,让患者了解手术过程和术后恢复情况,同时提供情感上的支持和安慰。

(2)帮助患者建立控制感。医护人员应该鼓励患者积极参与治疗过程,让他们感到自己对治疗过程有所掌控,例如参与术前准备和术后康复。

(3)帮助患者调整心态。医护人员应该帮助患者正视手术后可能的身体功能损失,并帮助他们调整心态,寻找其他途径来提高生活质量。

(4)与家人、朋友沟通。患者可以与家人、朋友沟通自己的情绪和感受,得到情感上的支持和鼓励。

手术前患者的情感反应还可能包括失去控制感、挫折感等。这些心理情感反应是很常见的,可能对患者的生理和心理健康产生负面影响。因此,治疗团队应该给予适当的支持和帮助,建立良好的关系,提供信息支持,提供安全感,鼓励支持网络,应对恐惧和焦虑,应对沮丧感。治疗团队应该采用个体化治疗、团队合作、患者教育、预防并发症等策略来处理骨科手术前患者的心理情感反应,以达到治疗效果和患者满意度的最大化。

二、骨科手术前的患者教育

骨科手术是指在骨科医生的指导下,利用手术器械和技术修复或重建骨骼、关节或软组织的手术。骨科手术的成功需要患者和医生密切合作,患者需要了解手术的过程、注意事项和康复的方法,以便更好地应对手术和康复的挑战。因此,骨科患者手术前的教育非常重要,下面将详细介绍骨科患者手术前的教育内容。

1. 手术的过程

骨科患者需要了解手术的过程,包括手术的时间、手术的地点、手术的类型和手术的风险等。手术时间的安排和手术地点的选择可能会影响手术的效果和康复的进展。手术的类型和风险需要患者和医生共同决定,患者需要了解手术的优劣势和风险,以便更好地做出决策。

2. 麻醉的选择

麻醉是骨科手术的必要步骤,可以使患者在手术期间不感到疼痛。麻醉的选择取决于手术的类型、患者的身体状况和麻醉师的经验。麻醉的种类包括局部麻醉、全身麻醉和镇静麻醉等。患者需要了解不同麻醉的优劣势和风险,以便与医生共同决定麻醉种类的选择。

3. 手术前的准备

手术前的准备是骨科手术的关键步骤,可以减少手术的风险,提高手术的成功率。患者需要了解手术前的准备工作,包括停止用药、忌口、病史调查、体检和预防感染等。患者需要遵循医生的指示,按照规定的时间停止用药、忌口和禁食,以便手术能够顺利进行。

4. 康复的方法和注意事项

手术后的康复是骨科手术的关键环节,可以决定手术的效果和康复的进展。患者需要了解康复的方法和注意事项,包括休息、活动、理疗、饮食和药物治疗等。患者需要遵循医生的康复指导,根据手术的类型和个体差异制订个性化的康复计划。康复期间需要注意休息和保持良好的饮食习惯,避免运动过度或不足,以及注意药物治疗的规律和剂量。

5. 心理支持

骨科手术可能会给患者带来一定的心理压力,包括焦虑、抑郁和恐惧等。患者需要了解手术的风险和效果,以缓解心理压力。同时,患者也需要获得心理支持,包括家庭支持、社会支持和医护人员的关心和关爱等。心理支持可以帮助患者减轻焦虑和恐惧,提高自信心和应对能力。

6. 风险和并发症

骨科手术可能会出现一些风险和并发症,患者需要了解这些风险和并发症的发生率和预防措施,以便更好地应对手术和康复的挑战。一些常见的并发症包括感染、出血、血栓形成和手术失败等。患者需要密切关注自己的身体状况,并及时向医生报告任何异常情况。

7. 疼痛管理

骨科手术可能会伴随着一定程度的疼痛,患者需要了解如何管理疼痛以便更好地恢复。疼痛管理的方法包括药物治疗、物理治疗和心理治疗等。患者需要遵循医生的建议,按时服药、进行物理治疗,并注意心理调节,以缓解疼痛和提高康复效果。

8. 健康教育

骨科手术不仅涉及手术本身,还涉及患者的健康教育,包括预防、健康饮食和运动等。患者需要了解如何预防骨科疾病的发生和复发,以及如何通过健康饮食和运动维持身体健康。医护人员应根据患者的具体情况,制订相应的健康教育计划,做好患者的术前宣教,提高患者的自身健康保护意识。

骨科手术前的心理干预和教育对于患者的术后恢复和心理健康都非常重要。心理干预可以帮助患者应对手术前的焦虑和恐惧,并提供有效的应对策略,必要时可寻求专业咨询师进行心理咨询,通过对患者的倾听、共情,与患者共同探讨对于手术的担心及应对方式,以此减轻患者的心理负担。当然,除了选择面对面的心理咨询之外,求助于有资质的线上心理咨询平台或所在地的心理援助热线都是一种十分便捷的方式,尤其心理援助热线不受时空的限制,可以随时随地地拨打,且具有保密性,能够及时地给予患者情感支持,帮助患者疏导情绪。术前教育可以确保患者了解手术和术后恢复的重要信息,并能够在术后有效地管理自己的症状和恢复。在骨科手术前,医护人员应该使用各种心理干预和教育策略,以确保患者能够在术后尽快恢复,并改善他们的心理健康状态。

第9节　术后急性心理障碍

一、特点

术后急性心理障碍是指手术后出现的一系列精神心理异常状态,可能出现的表现包括术后谵妄、妄想症、精神分裂症、急性应激障碍等。这些疾病不仅会影响患者的身体康复和治疗效果,还会严重影响其生活质量,也会对其在家庭和社会的身份认同造成困扰,给患者和家人带来很大的负担。下面将详细阐述术后急性心理障碍的特点。

1. 术后谵妄

谵妄是一种急性的、可逆的意识障碍,表现为患者意识模糊、嗜睡、反应迟钝、注意力不集中、思维混乱等。手术后患者易出现谵妄状态,主要因为手术时使用的镇静剂或麻醉剂等药物的影响,以及手术后患者可能面临的疼痛、失血、感染、水电解质紊乱等身体状况的影响。此外,手术后患者可能面临心理上的压力和焦虑,也是导致谵妄出现的原因。

2. 妄想症

妄想症是一种思维内容障碍,表现为患者对现实的错误观念或信念,通常是一些不合理、不合法或荒谬的想法。手术后患者容易出现妄想症,可能与手术后患者的身体和精神状态不稳定有关,也可能与手术过程中使用的麻醉剂等药物的影响有关。

3. 精神分裂症

精神分裂症是一种慢性精神疾病,但在术后也有可能出现急性发作的情况,表现为患者出现幻觉、妄想、情感淡漠、语言和思维障碍等症状。手术后患者可能因为手术过程、镇痛药物、失血、感染等多种因素而出现精神分裂症的急性发作。

4. 急性应激障碍

急性应激障碍是指个体突然遭受强烈的应激性生活事件所引起的一过性应激反应,又称为急性应激反应。手术后患者也容易出现急性应激障碍,主要是由于手术过程和手术后的疼痛、不适、失血等情况引起的精神应激反应。表现为患者出现焦虑、恐惧、愤怒、易激动、睡眠障碍等症状。

术后急性心理障碍的出现不仅会影响患者的身体康复和治疗效果,还会严重影响其生活质量,也会对其在家庭和社会的身份认同造成困扰。在手术前应该对患者进行充分的心理评估和干预,以及在术后及时发现和治疗这些精神心理问题。同时,患者和家人也需要加强对于这些疾病的了解和认识,以便更好地应对和处理这些问题。

二、干预

1.术后谵妄的干预措施

（1）严密观察患者的意识状态,评估患者的神经系统功能,并采取相应的护理措施,例如缓解患者的疼痛、维持水电解质平衡、保持环境安静等。

（2）给予必要的心理支持,如与患者交流、安抚和鼓励等,以帮助其缓解焦虑情绪和恢复意识。

（3）对于严重谵妄的患者,可以考虑使用抗精神病药物来控制其症状。

（4）对于长时间的谵妄状态,需要及时诊断和治疗患者可能存在的病因,以帮助其尽早恢复正常状态。

2.妄想症的干预措施

（1）对于手术后出现妄想症的患者,需要进行心理干预和药物治疗,如抗精神病药物等。

（2）给予患者必要的心理支持和关怀,例如与患者交流、安抚和鼓励等,以帮助其缓解焦虑情绪和恢复正常的认知功能。

（3）加强患者的心理教育,使其了解自己的症状和治疗方案,以便他们积极配合治疗。

3.精神分裂症的干预措施

（1）对于术后出现急性精神分裂症的患者,需要尽快转诊至精神科进行诊断和治疗。

（2）给予必要的心理支持和关怀,例如与患者交流、安抚和鼓励等,以帮助其缓解焦虑情绪和恢复正常的认知功能。

（3）对于长期治疗的患者,需要长期服用抗精神病药物,避免突然停药导致病情复发。

4.急性应激障碍的干预措施

（1）评估患者的心理状态,了解其焦虑和抑郁的程度,并及时给予必要的心理支持和关怀,如与患者交流、安抚和鼓励等。

（2）对于急性应激障碍的患者,可以考虑使用一些心理治疗方法,如认知行为疗法和暴露疗法等,以帮助其逐步消除心理创伤和恢复正常的心理状态。

（3）提供适当的安全保障措施,如提供安静的住所、避免过度刺激等,以帮助患者稳定情绪和恢复正常状态。

（4）建立一个有效的药物治疗方案,如抗抑郁药物和抗焦虑药物等,以帮助患者控制症状和缓解情绪。教育患者家属和护理人员,使其了解急性应激障碍的症状和治疗方案,以便他们能够积极配合治疗和提供必要的支持和关心。

在干预过程中,需要密切关注患者的症状变化和治疗效果,并及时调整治疗方案。同时,加强患者的心理教育,使其了解自己的病情和治疗方案,以便他们积极配合治疗,促进病情的好转。

除了以上的干预措施,还有一些其他的方法可以帮助患者缓解术后急性心理障碍,如音乐疗法、按摩疗法、艺术疗法等,这些方法可以帮助患者缓解焦虑情绪,减轻疼痛,提高心理状态,促进康复。但是需要注意的是,这些方法需要在医护人员的指导下进行,以确保安全有效。

综上所述,术后急性心理障碍是一种常见的并发症,对患者的身心健康产生严重影响。对于这类患者,我们需要及时进行干预和治疗,采取多种方法,如心理支持、药物治疗、心理治疗等,以帮助患者缓解症状,恢复身心健康。同时,还需要注意患者的安全和舒适,加强心理教育,让他们了解自己的病情和治疗方案,积极配合治疗,促进康复。

第 10 节　自然灾害引起的心理障碍

自然灾害是指由自然因素引起的灾难性事件,例如地震、飓风、洪水、山火等。在自然灾害中,人们不仅受到身体上的伤害,还可能遭受心理上的创伤,这种心理创伤可能导致各种心理障碍的发生。下面将针对自然灾害引起的心理障碍进行详细阐述,包括心理反应、症状表现和干预措施等方面,以期能够更好地帮助患者应对这些疾病。

一、心理反应

1. 焦虑
自然灾害会给人们带来无法预测的危险和不确定性,这种不安全感会引起人们的焦虑情绪,表现为内心不安、紧张和恐惧等。

2. 抑郁
自然灾害可能导致人们失去家园、亲人或朋友等,这种损失会引起人们的抑郁情绪,表现为悲伤、失落和沮丧等。

3. 失眠
自然灾害可能打破人们的生活规律和作息时间,导致人们难以入睡,表现为失眠和睡眠质量下降等。

4. 恐惧
自然灾害中的瞬间危险和伤害可能会让人们感到无力和无助,引起恐惧心理,表现为对未来的担忧和对现实的回避。

5. 愤怒
自然灾害中的受伤和损失可能会引起人们的不满和愤怒情绪,表现为对灾难原因的抱怨和对环境的不满等。

二、症状

1. 创伤后应激障碍
创伤后应激障碍(PTSD)是一种由创伤性事件引起的心理障碍。在自然灾害中,PTSD 可能会表现为闪回、噩梦、警觉性增高、恐惧和回避等症状。

2. 消化系统疾病
自然灾害可能导致人们长时间处于压力和紧张状态,进而引起消化系统疾病,如食欲下降、腹泻、恶心、呕吐等。

3. 心身疾病
自然灾害可能导致人们身心疲惫,进而引起心身疾病,如头痛、肌肉疼痛、乏力和胃痛等。

4. 焦虑障碍
自然灾害可能引起人们的焦虑情绪,长时间处于紧张状态会导致焦虑障碍,如不安、紧张、恐惧和惊恐等。

5. 抑郁障碍
自然灾害可能引起人们的失落和悲伤情绪,严重者会出现抑郁障碍,如悲伤、沮丧、失去兴趣和动力等。

三、干预

1. 心理干预
在自然灾害后,对受灾人员进行心理干预是很重要的,包括心理疏导、认知行为治疗和群体治疗等,可以帮助人们减少焦虑、抑郁和其他心理障碍的症状。

2. 社会支持
社会支持是帮助受灾人员从灾难中恢复的重要因素,可以通过提供食物、住所、医疗和物资等方式,支持受灾人员重新建立起生活和信心。

3. 体育锻炼
体育锻炼是帮助受灾人员恢复身体和心理健康的重要措施,可以通过散步、跑步、瑜伽等方式,帮助受灾人员缓解焦虑、抑郁和其他心理障碍的症状。

4. 药物治疗
对于重度心理障碍的患者,药物治疗可能是必要的,例如抗抑郁药、抗焦虑药和抗精神病药等。

自然灾害可能会给人们带来各种心理障碍,包括焦虑、抑郁、失眠、恐惧和愤怒等。受灾人员应该积极应对这些心理障碍,可以采取心理干预、社会支持、体育锻炼和药物治疗等多种干预措施。同时,社会也应该加强对受灾人员的关注和支持,提供必要的物资和服务,帮助他们重建生活。在面对自然灾害时,我们应该采取预防措施,尽量减少损失和影响,同时也应该保持积极乐观的心态,勇敢面对困难和挑战。只有通过团结合作和共同努力,我们才能更好地应对自然灾害的挑战,保障人民的生命和财产安全。

第11节　其他骨科疾病引起的心理障碍

不同类型的骨科疾病对患者的心理影响各有不同,下面将分别进行详细描述。

一、骨折

骨折是指骨头的完整性遭到破坏,通常由于外部冲击力造成。骨折会导致患者的运动能力受到严重限制,甚至会需要依赖助行器、轮椅等辅助器具。对于很多原本活泼健康的人来说,这种病情的突然降临会给他们带来巨大的心理冲击和负担。具体而言,骨折可能对患者的心理产生以下影响。

1. 感受到身体失去控制感

骨折患者的日常生活可能因为身体的受限而变得异常困难,可能需要依赖他人的帮助。这种丧失独立性的感觉,会让患者感到身体上的控制感减弱,从而产生对生活的恐惧和对未来的焦虑。

2. 感受到自卑和无助

骨折会让患者变得依赖别人,从而产生自卑感。如果骨折严重,需要长时间卧床休养,这将进一步加深患者的无助感。对于那些原本很活泼的人,因为骨折而无法进行日常活动和工作,他们可能会产生自我否定和沮丧的感觉。

3. 恐惧和痛苦

骨折会伴随着疼痛,这种疼痛不仅来自受伤的部位,还可能是由于缺乏运动和长时间卧床休养而导致的。同时,患者可能会对未来的恢复感到恐惧和不安,害怕自己的身体无法恢复到原来的状态,从而导致精神上的压力和负担。

二、脊柱疾病

脊柱疾病是指脊柱及其附属部位(骨、软骨、肌肉、韧带等)的疾病,包括脊柱畸形、脊柱退行性病变、脊柱肿瘤等。这些疾病会对患者的身体功能和生活质量产生重大影响,同时也会对患者的心理健康造成很大的影响。

首先,脊柱疾病会对患者的身体造成不同程度的影响,如身体畸形、疼痛、肌肉萎缩、肢体功能障碍等。这些影响会让患者感到身体上的不适和不安,增加其对疾病的恐惧感和焦虑感。患者可能会担心自己的身体状况会越来越严重,甚至有可能导致残疾。由于脊柱疾病的患者需要面对长期的治疗和康复期,以及可能的手术风险和后遗症,他们可能会感到不安和担忧。这些不确定性会加重患者的焦虑和抑郁情绪。

其次,脊柱疾病也会对患者的日常生活产生很大的影响。例如,患者可能会因为身体的限制而无法进行常规的工作和娱乐活动,需要依赖他人的帮助完成日常生活,这些都会给患者带来很大的不便和负担,进而影响到患者的心理健康。

另外,脊柱疾病也会对患者的自尊心产生负面影响。由于身体状况的不同,患者可能会遭受社会歧视和排斥,感到自己与他人的差异和失落感。此外,脊柱疾病有可能影响患者的性生活,进而影响其与伴侣的关系和情感交流,加重患者的心理负担。

最后,脊柱疾病也会对患者的家庭产生影响。患者需要家人的支持和照顾,家人也会因为患者的身体状况而承受额外的负担。这些都会让患者感到内疚和无助,加重患者的心理压力。

脊柱疾病对患者的心理影响还包括以下方面。

1. 社交障碍

由于脊柱疾病导致身体活动受限,患者的社交活动会受到影响。他们可能会感到不便参加朋友或家人的聚会和活动,导致他们与外界隔绝,感到孤独和沮丧。

2. 自我价值感下降

脊柱疾病的患者由于身体状况的限制,无法完成一些日常活动,如梳洗、穿衣、洗涤等,会感到自卑和无用。他们可能会感到自己的存在没有意义,失去了自信心和自我价值感。

3. 睡眠障碍

脊柱疾病的患者可能会因为疼痛和身体不适而导致睡眠障碍。长期的睡眠不良会进一步影响患者的身体和心理健康。

4. 家庭和职业问题

脊柱疾病可能会影响患者的家庭和职业生活。患者可能需要长时间休假或离开工作岗位,这可能会对他们的职业前景和经济状况产生负面影响。此外,家庭成员也可能需要照顾患者,这可能会影响家庭的稳定与和谐。

三、骨质疏松

骨质疏松是一种常见的骨科疾病,它通常发生在老年人身上,特别是女性。这种疾病会导致骨头变薄、变弱,从而增加骨折的风险。骨质疏松不仅会影响身体健康,还会对患者的心理产生影响。下面将详细描述骨质疏松对患者心理的影响。

1. 焦虑和担忧

骨质疏松会导致骨折的风险增加,尤其是在老年人中。这会让患者感到害怕、担心和焦虑。他们可能担心自己的骨头很脆弱,很容易折断,从而导致行动不便、生活质量下降等问题。这种焦虑和担忧可能会导致患者失去信心,不愿意参加社交活动,以免发生不幸的事情。

2. 自我认知

骨质疏松会改变患者对自己的认知。他们可能感到自己变得脆弱,不再像年轻时那样强壮和自信。这种认知的改变可能会导致患者失去自尊心和自信心,从而产生抑郁和其他情绪问题。

3. 社交活动减少

由于骨质疏松导致骨折的风险增加,患者可能会避免参加某些活动,这些活动可能会导致跌倒和受伤。这会导致患者的社交活动减少,失去与朋友和家人互动的机会。这种社交孤立可能会导致患者感到孤独和抑郁。此外,骨质疏松会对患者的日常生活造成限制,例如他们可能需要避免一些高强度的活动,可能需要使用助行器具,这可能会让他们感到尴尬或自卑。这些限制和困扰可能会导致患者感到孤独、失落和抑郁。

4. 疼痛和疲劳

骨质疏松可能导致骨头疼痛和疲劳感,这可能会对患者的心理产生负面影响。患者可能会感到疼痛和疲劳,从而使他们感到疲惫和不安。这种疼痛和疲劳可能会影响他们的睡眠质量,从而导致更多的身体和心理问题。

5. 失去自主性

骨质疏松可能会导致患者失去自主性。骨质疏松患者在感受到身体的限制后,往往会逐渐失去自主性和主动性。他们可能会因为担心受伤而避免某些活动或运动,甚至变得越来越被动,让他们的身体状况恶化。这种失去自主性的感觉可能会让患者感到沮丧和无助,对他们的生活质量造成负面影响。

在日常生活中,骨质疏松患者可能会感到身体不适和疼痛,而这种疼痛会进一步影响他们的心理状态。长期的疼痛和身体不适会让患者感到疲惫和无精打采,甚至可能会引发抑郁症状。

此外,骨质疏松患者往往需要长期服用药物治疗,这些药物可能会产生一些不良反应,例如头晕、恶心、食欲不振等,这些反应可能会影响他们的生活和心理健康。

除了对患者的日常生活和社交生活造成的影响,骨质疏松还会对患者的自我形象和身体意识产生负面影响。骨质疏松会导致患者身体的变化,例如身高缩短和脊柱弯曲等,这些变化可能会影响患者对自己身体形象的认知和自我价值感。患者可能感到自己的外貌不够美丽或完美,从而降低他们的自信心和自尊心。此外,骨质疏松还可能导致患者感到身体上的失控感,例如他们可能不得不依赖他人照顾,这可能会给患者带来无助感和恐惧感。

四、骨髓炎

骨髓炎是一种由细菌或其他微生物感染骨髓和周围组织引起的疾病,通常会导致剧烈的疼痛、发热和疲劳等症状。除了身体上的痛苦和不适,骨髓炎还会对患者的心理健康产生严重的影响。

1. 忧虑和不安

骨髓炎可能导致患者面临严重的健康威胁,因此患者可能感到非常忧虑和不安。他们可能会担心自己的疾病会影响他们的家庭、工作和社交,并可能会感到无助和失落。

2. 抑郁和情绪波动

患有骨髓炎的人可能会经历情绪上的波动,包括抑郁、愤怒和失望。这些情绪可能会加剧他们的痛苦和疲劳,并可能导致他们失去对生活的兴趣和动力。

3. 自我价值感下降

骨髓炎可能导致患者无法参与日常的活动,使他们感到自己失去了一部分价值。这可能会导致患者的自尊心受到伤害,他们可能会感到自己不再有意义。

4. 焦虑和恐惧

骨髓炎可能需要进行手术或长时间的治疗,这可能会导致患者感到焦虑和恐惧。他们可能会担心手术或治疗的风险,或者担心治疗无效或无法恢复。

5. 社交障碍

由于骨髓炎的症状和治疗可能导致患者无法参与社交活动,他们可能会感到与周围的人疏远。这可能会导致患者感到孤独、沮丧,以及和外界失去联系。

骨科疾病的种类很多,对患者心理健康的影响很大,此处不再一一列举。

第十章　骨科心理治疗

第1节　骨科心理治疗的种类和应用

一、骨科心理治疗的种类

骨科疾病是一类严重的疾病,需要患者接受多种治疗。在治疗过程中,除了物理治疗和药物治疗外,心理治疗也非常重要。骨科心理治疗是一种专门针对骨科疾病患者的心理治疗,旨在帮助患者应对疾病带来的心理压力和困难,从而改善他们的生活质量。下面将详细介绍骨科心理治疗的种类和效果。

1. 认知行为治疗(CBT)

具体方法见前文,此处不再赘述。

2. 心理动力治疗(PDT)

心理动力治疗是一种心理治疗方法,旨在帮助患者认识和处理其内心的冲突和情感。PDT可帮助骨科疾病患者识别其身体和情感上的痛苦,并探索与之相关的心理因素和生命经历。通过理解这些因素,患者可以更好地处理他们的情感和痛苦,以及更积极地面对治疗和康复。下面将介绍几种常见的骨科心理动力治疗方法。

(1)分析心理治疗。分析心理治疗是心理动力治疗的主要形式之一,旨在通过探索患者的内心深层次的冲突和情感,解决患者的心理问题。分析心理治疗可以帮助骨科疾病患者处理因疾病带来的心理障碍,如焦虑、抑郁、自卑等,同时增强患者的自我认识和自我控制能力,提高身体和心理的康复效果。

(2)焦点治疗。焦点治疗是一种以问题为中心的治疗方法,旨在帮助患者解决特定的心理问题。焦点治疗可以针对骨科疾病患者的特定问题,如疼痛控制、康复训练、生活方式改变等,帮助患者学习应对技能,减轻身心负担,提高生活质量。

(3)小组治疗。小组治疗是一种以小组为单位的心理治疗形式,它通过小组成员之间的互动和支持,帮助患者解决心理问题。小组治疗可以为骨科疾病患者提供支持和理解,减轻患者的孤独感和焦虑感,同时增强患者的社交能力和自信心,从而提高康复效果。

(4)短期治疗。短期治疗是一种以短期为主的心理治疗方法,旨在在有限的时间内解决患者的心理问题。短期治疗可以帮助骨科疾病患者快速掌握应对技能和应对策略,减轻患者的疼痛及不良心理问题。

3. 应激管理治疗

应激管理治疗旨在教导患者应对骨科疾病治疗和生活中的应激情况。这种治疗通常包括一些应对技巧的学习(如深呼吸、渐进性肌肉放松等)以及情境练习(如暴露疗法等)。这些技巧可以帮助患者在应对治疗和生活中的应激情况时更好地控制自己的情绪和身体反应。应激管理治疗主要包括以下几个方面。

(1)放松训练。骨科疾病患者常伴随着疼痛、不适等身体感受,造成紧张、焦虑等情绪反应。通过放松训练,可以缓解身体紧张感,减少焦虑情绪。

(2)心理教育。通过心理教育帮助患者了解骨科疾病的相关知识,如病因、症状、诊断和治疗方法等,增强患者的自我管理能力,减少不必要的焦虑、恐惧和疑虑等负面情绪。

(3)问题解决训练。通过问题解决训练,帮助患者解决骨科疾病带来的各种问题,如疼痛、失能、家庭关系等,提高患者的适应性和应对能力,增强自信心和控制感。

(4)情绪调节训练。情绪调节训练是通过认知重构、情绪调节等技术帮助患者调节情绪。对于那些情绪波动较大、容易受到外界因素影响的患者,情绪调节训练可以帮助他们更好地控制自己的情绪。

(5)社会支持。社会支持是一种通过提供社会、情感和信息支持来帮助患者缓解应激反应的方法。该方法通过建立患者与家人、朋友、医护人员和社区资源的联系,帮助患者建立积极的社交网络,减轻孤独感和焦虑感。

4. 催眠治疗

催眠治疗是一种深度放松和意识状态的治疗方法。在骨科疾病患者中,催眠治疗可用于减轻疼痛和焦虑,以及改善睡眠质量。这种治疗通常包括一个训练期,以帮助患者学习如何进入催眠状态。催眠治疗可以帮助患者放松身体和心理,缓解疼痛,提高免疫力和自愈能力。同时,催眠治疗也可以帮助减轻病情对患者心理的负面影响。

催眠治疗的具体操作包括:首先,治疗师会通过语言暗示和引导,使患者进入催眠状态。在催眠状态下,患者的意识和身体都处于一种放松的状态,可以更容易地接受治疗师的建议和引导。其次,治疗师会利用催眠状态下的建议性效应,对患者进行放松、镇痛、抗焦虑等治疗。最后,在治疗结束后,治疗师会通过逐步唤醒和让患者重新恢复清醒,使其从催眠状态中恢复过来。

需要注意的是,催眠治疗不适用于所有人。对于一些具有精神病史、药物成瘾史、存在严重认知障碍或智力低下的患者,催眠治疗可能不太适合。因此,在选择催眠治疗时,需要慎重考虑患者的具体情况,并在专业人士的指导下进行治疗。

催眠治疗是一种有效的骨科心理治疗方法之一,可以帮助患者缓解疼痛和焦虑,提高生活质量。然而,催眠治疗需要由具备专业技能和经验的治疗师进行,并在治疗前进行充分的评估和安排,以确保治疗的安全和有效性。

5. 艺术治疗

艺术治疗是一种通过创造性活动来帮助患者恢复身心健康的心理治疗方法。艺术治疗可以让骨科疾病患者通过绘画、音乐、舞蹈等方式来表达他们的情感,从而减轻他们的痛苦和焦虑。例如,患者可以画一幅画来表达他们对疾病的感受,或者通过音乐来放松自己的情绪。

6. 意象重建治疗

意象重建治疗是一种将身体和思维相结合的心理治疗方法,通过让患者想象和描述他们希望实现的身体状态和行为,从而重建正面的身体形象和自我认同感。意象重建治疗可以帮助骨科疾病患者重建对自己身体的信心和控制感,减轻焦虑和抑郁症状,改善心理健康状况。

意象重建治疗通常分为两个步骤:首先是意象训练,其次是意象应用。在意象训练过程中,治疗师通过引导患者想象特定的场景和体验,例如走路、坐下、上下楼梯等活动,从而重建正面的身体形象。鼓励患者去想象和描述这些场景和活动的各个方面,包括身体感觉、呼吸、心跳、肌肉紧张度等等,以帮助他们深入体验自己的身体状态。

在意象应用阶段,治疗师会帮助患者把这些技能应用到现实生活中。让患者学会如何在日常生活中应用意象技能,以改善他们的身体感觉和行动能力。例如,治疗师可以鼓励患者在想象走路或上下楼梯时注意他们的步态和姿势,并在现实中实践这些技能。这些练习有助于患者恢复正常的身体运动,同时提高自信心和身体控制感。

综上,意象重建治疗是一种非常有效的心理治疗方法,可以帮助骨科疾病患者改善身体形象和控制感,减轻心理压力和不适,提高生活质量。

7. 情绪聚焦疗法

情绪聚焦疗法是一种针对情绪问题的治疗方法,可以帮助患者管理和控制由于骨科疾病引起的情绪和情感问题。这种治疗方法侧重于帮助患者表达和处理情绪,鼓励他们自由表达内心的感受和情感,并教授他们情绪管理技能,例如呼吸练习、冥想和放松技巧等。情绪聚焦疗法可以帮助患者放松身心,减轻焦虑和抑郁等情绪问题,并提供有效的情感管理技能,以提高他们的情感稳定性和幸福感。

总的来说,骨科疾病的治疗应该是一个综合性的过程,除了药物和手术治疗外,心理治疗也是非常重要的一部分。心理治疗的种类多种多样,包括认知行为治疗、心理动力治疗、应激管理治疗、催眠治疗、意象重建治疗等,每种治疗方法都有其适用的范围和优势。在选择治疗方法时,应根据患者的具体情况进行综合评估,确定最适合患者的治疗方法。同时,心理治疗也需要专业的心理医生进行指导和监督,确保治疗的效果和安全性。在骨科疾病的治疗过程中,心理治疗的作用不可忽视,可以帮助患者缓解疼痛、减轻压力、增强自信。

二、骨科心理治疗的应用

骨科心理治疗可以应用于各种骨科疾病和手术后的康复过程中,以下是骨科心理治疗的应用内容。

1. 疼痛管理

疼痛是骨科疾病的常见症状,也是患者心理负担的重要来源。骨科心理治疗可以通过教授放松技巧、注意力转移和认知重构等方法来帮助患者缓解疼痛,同时提高疼痛耐受能力。

2. 康复过程中的应激管理

手术和康复过程中,患者可能会面临各种应激因素,例如手术后的疼痛、恢复进度不尽如人意等。骨科心理治疗可以通过应激管理的技巧,如情境再现和深呼吸等方法,帮助患者应对和缓解应激反应,提高应对困难的能力。

3. 情绪管理

骨科疾病和手术后的恢复过程可能会引起患者情绪波动,如焦虑、抑郁等。骨科心理治疗可以通过认知行为治疗、支持性心理治疗等方法,帮助患者理解和调整负面思维模式,提高情绪调节能力。

4. 疾病知识和自我管理技能的心理教育

骨科心理治疗可以帮助患者学习关于骨科疾病的知识和自我管理技能,如适当的体育锻炼、合理的饮食和药物治疗等,从而帮助患者更好地管理自己的疾病。

5. 康复期的支持和鼓励

骨科心理治疗可以通过支持性心理治疗的方法,为患者提供情感上的支持和鼓励,促进患者积极面对康复过程中的挑战和困难,增强康复的信心。

除了上述提到的几种骨科心理治疗的应用,还有一些其他的应用方式,如情感焦点治疗、系统性家庭治疗等。这些治疗方式在骨科疾病的心理治疗中也有广泛的应用。

情感焦点治疗是一种心理治疗方式,它通过帮助患者探索其内心深处的情感需求和感受,来达到治疗效果。在骨科疾病的治疗中,患者常常会感到孤独、无助、失落等情感。情感焦点治疗可以帮助患者识别并表达这些情感,增加其自我认知和自我理解,从而减轻其心理负担。

系统性家庭治疗是一种家庭疗法,它通过帮助患者和其家庭成员一起探讨和解决家庭内部的问题,来促进患者的康复。在骨科疾病的治疗中,家庭成员的支持和理解对患者的康复非常重要。系统性家庭治疗可以帮助患者和家庭成员之间建立更加健康的沟通和互动模式,从而增强家庭支持,减轻患者的心理负担。

骨科心理治疗的应用非常广泛,不同的治疗方式可以根据患者的具体情况进行选择。治疗过程中,心理医生应根据患者的病情和心理状况,综合运用多种治疗方式,以期达到最佳的治疗效果。

在骨科疾病治疗中,心理治疗作为一种辅助治疗方式,已经逐渐得到了广泛的认可和应用。不同类型的骨科疾病对患者的心理健康产生的影响也各不相同,因此,选择相应的心理治疗方式来帮助患者恢复心理健康显得尤为重要。通过对骨科心理治疗的种类和应用的介绍,我们可以更好地了解心理治疗的具体方法和实践,帮助患者重建自信,积极面对治疗和康复过程中的挑战,促进患者的身心健康。同时,在进行心理治疗时,需注意患者的心理承受能力和治疗效果的评估,以确保治疗的安全和有效性。

第2节 骨科心理治疗的理论

当人们受到骨科疾病的困扰时,常常会感到身心俱疲、焦虑不安、自卑无力等不适情绪。这时候,单纯的生理治疗可能难以满足患者的需求,因此骨科心理治疗应运而生。骨科心理治疗是一种以心理学为基础,以改善患者的心理状态为目的的治疗方法。在这种治疗中,各种心理学理论被应用于临床实践中,帮助患者恢复自信、缓解压力、提高生活质量,从而对骨科疾病的康复产生积极的作用。本节将详细介绍骨科心理治疗中的相关理论,以及这些理论在实践中的应用。

骨科心理治疗是一门复杂的学科,其理论基础涉及心理学、生理学、神经学等多个领域。以下是骨科心理治疗中的一些重要理论。

一、应激反应理论

该理论认为应激是一种身体和心理上的反应,当个体遭遇应激事件时,身体和心理会做出一系列的应激反应。应激反应是一种自然的生理和心理反应,是人类在面临压力和挑战时的一种自我保护机制。然而,过度的应激反应可能导致身体和心理的负面影响,尤其是在患有骨科疾病的患者中更加突出。在骨科疾病的治疗过程中,生理和心理应激反应是不可避免的,如骨折手术等会引起患者的应激反应。因此,骨科心理治疗中的应激反应理论是非常重要的一部分,可以帮助患者应对治疗过程中的应激反应,减轻其对身体和心理的影响,提高治疗效果。

二、心理疾病理论

该理论认为,骨科疾病不仅是一种生理上的问题,也是一种心理上的问题,患者需要得到心理上的支持和治疗。在骨科心理治疗中,该理论提示治疗师需要关注患者的心理健康状况,了解和应用心理疾病理论有助于帮助患者更好地理解和应对自己的情绪和行为问题。以下是几种常见的心理疾病理论在骨科心理治疗中的应用。

1. 抑郁症理论

抑郁症是一种常见的情绪障碍,在骨科患者中也很常见。该理论认为抑郁症是由生物学和心理社会因素共同作用引起的,这些因素包括遗传、生理疾病、生活事件和人际关系等。在骨科心理治疗中,应用抑郁症理论有助于帮助患者理解自己的情绪和情感问题,学习应对策略和技能,减轻症状并提高生活质量。

2. 焦虑症理论

焦虑症也是常见于骨科患者中的情绪障碍。该理论认为焦虑症是由个体对未来的恐惧和不确定性引起的。在骨科心理治疗中,应用焦虑症理论可以帮助患者识别和理解自己的焦虑情绪,学习面对不确定性的技能和策略,减轻焦虑症状,提高生活质量。

3. 创伤后应激障碍理论

创伤后应激障碍在骨科患者中也很常见。该理论认为创伤经历会影响个体的心理和生理反应,引起创伤后应激障碍。在骨科心理治疗中,应用创伤后应激障碍理论有助于帮助患者理解自己的创伤反应和症状,学习应对策略和技能,减轻症状并提高生活质量。

4. 心理动力学理论

该理论认为,骨科疾病的心理疾病来源于内心深层的冲突和不满。治疗的关键在于揭示患者内心深层的冲突,帮助他们找到解决冲突的途径,从而减轻疼痛和病症。

5. 认知行为理论

该理论认为,骨科疾病的心理疾病来源于不适应的思维模式和行为习惯。治疗的关键在于帮助患者识别并改变不健康的思维模式和行为习惯,从而减轻疼痛和病症。

6. 生物反馈理论

该理论认为,骨科疾病的心理疾病来源于身体不适应的反应。治疗的关键在于帮助患者学会通过生物反馈技术来调节身体反应,从而减轻疼痛和病症。

7. 系统理论

该理论认为,骨科疾病的心理疾病源于个体与周围环境之间的互动。治疗的关键在于帮助患者认识到自己与周围环境之间的相互影响,从而建立更健康的关系和行为模式,减轻疼痛和病症。

以上理论虽然不完全相同,但它们都有一个共同点,即都认为骨科疾病的心理疾病是与个体的心理和行为状态有关的。因此,在治疗骨科疾病的心理疾病时,应该采用多种理论并用的方式,以便更好地帮助患者恢复健康。

三、生物心理社会模型

该理论指出,骨科疾病的发生和治疗需要从生物、心理和社会三个方面进行综合分析和治疗。在骨科心理治疗中,治疗师需要考虑患者的生物、心理和社会因素,制定综合的治疗方案。骨科心理治疗中的生物心理社会模型(图 10.1)是一个比较全面的治疗理论,它将人类的生理、心理和社会环境视为一个整体,认为这三个方面的因素在骨科疾病的发展和治疗中都有着至关重要的作用。

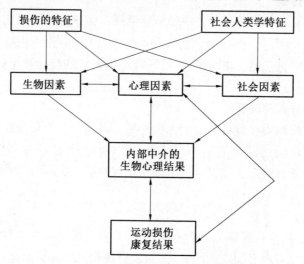

图 10.1　生物心理社会模型

在生物方面,这个模型强调了身体的生理变化,如创伤、疼痛和炎症等对身体功能和活动的影响。同时,它也认为身体状况的变化可以引起许多心理反应,例如情绪的波动、自我效能感的下降等。

在心理方面,这个模型指出,人们的思想和情感状态对骨科疾病的预后和治疗效果有着很大的影响。比如,一些患者会因为骨科疾病的影响而感到沮丧和无助,从而影响他们的康复。因此,这个模型推崇采用积极的心理干预来帮助患者应对和克服负面情绪和认知。

在社会方面,这个模型也强调了环境和文化对骨科疾病的影响。例如,一些社会文化因素,如对年龄的看法和社会期望,可以影响一个人对自身身体状况的看法和态度,从而影响其康复和治疗的效果。

在这一模型中,生物学因素被视为影响健康的基础,包括遗传、生理学和生化过程等。心理学因素则被视为中介因素,将生物学和社会环境相互联系起来。在骨科疾病中,这些心理学因素可能包括应对机制、压力水平、心理卫生状况以及个体的信念、态度和情感。社会因素被视为潜在的影响健康的外部因素,包括文化、社会支持、家庭背景和工作环境等。这些因素不仅影响个体对骨科疾病的认知和应对方式,也会影响康复和治疗的结果。

生物心理社会模型在骨科心理治疗中的应用,包括以下几个方面。

1.评估

生物心理社会模型提供了一个综合性的框架,可以帮助治疗师更全面地了解患者的身体、心理和社会背景。在评估阶段,治疗师可以使用生物心理社会模型来确定患者的个体差异和疾病特征,为后续治疗做好准备。

2.治疗计划

基于生物心理社会模型的评估,治疗师可以制订一份综合的治疗计划,以满足患者身体、心理和社会的需求。这个计划涉及针对身体和疾病的治疗、心理治疗、社会支持和康复计划等多个方面。

3.康复

在治疗结束后,生物心理社会模型可以帮助患者进行康复训练和预防病情复发。治疗师可以通过监测生物学、心理和社会因素的变化,帮助患者制订适当的康复计划,并鼓励患者在日常生活中采取积极的生活方式,如适当的锻炼、饮食和休息等。

总的来说,生物心理社会模型强调了治疗需要综合考虑身体、心理和社会因素,以便更好地理解骨科疾病的发展和治疗过程,并为患者提供更加全面、个性化的治疗方案。

四、行为治疗理论

该理论认为,人的行为是可以被改变的,通过建立和训练良好的行为习惯,可以改善患者的身体和心理健康状况。在骨科心理治疗中,行为疗法可以帮助患者建立良好的康复习惯。在行为疗法中,有多种技术和策略可供选择,下面将介绍几种常见的行为疗法技术在骨科心理治疗中的应用。

1.渐进式肌肉放松训练

这种技术旨在帮助患者学会自我放松,并减少他们在面对骨科疾病和治疗过程中的焦虑和疼痛感。患者通过逐渐放松各个肌肉群来达到放松的状态,可以通过自我练习来加强效果。

2. 暴露疗法

这种技术旨在帮助患者逐渐习惯面对他们所害怕或回避的情境,如手术室、医生、针头等。这有助于减少他们的焦虑和恐惧感,并提高他们应对疾病和治疗过程的自信心。

3. 激励计划

这种技术旨在帮助患者建立自我激励和目标,以推动他们积极参与康复过程。这可以通过制定小目标和奖励自己来实现,以增加自我效能感和自我掌控力。

4. 身体活动和锻炼

这种技术旨在帮助患者通过身体活动和锻炼来缓解疼痛和焦虑,并提高他们的身体素质和心理健康状况。这可以包括适当的有氧运动、瑜伽、普拉提等。

五、自我效能理论

自我效能理论是指一个人对于自己能力的评估和信仰,即自我效能信念。它是由心理学家阿尔伯特·班杜拉在20世纪70年代提出的,指出自我效能信念可以影响个体在面对挑战和压力时的表现和应对方式。在骨科心理治疗中,自我效能理论被广泛应用。

自我效能信念对于骨科患者尤其重要,因为许多骨科疾病需要长时间的康复过程和努力,例如骨折后的物理康复和手术后的康复。在康复过程中,骨科患者可能会遇到许多困难和挫折,如果他们缺乏自我效能信念,可能会更容易放弃康复计划,从而延长康复时间和增加康复的困难。

在骨科心理治疗中,治疗师可以通过多种方式帮助患者提高自我效能信念,包括:

1. 给予鼓励和正反馈

治疗师可以在患者取得进步时给予积极的反馈和鼓励,增强患者对自己能力的信心。

2. 设定目标和计划

治疗师可以帮助患者制定具体的康复目标和计划,让患者更加清晰地了解自己的康复过程和进度,从而提高自我效能信念。

3. 建立支持系统

治疗师可以帮助患者建立康复支持系统,例如与家人、朋友、其他康复患者和康复专业人士建立联系,以获得情感上和实际上的支持和帮助。

4. 提供信息和教育

治疗师可以向患者提供有关骨科疾病和康复的相关信息和教育,让患者更加清晰地了解自己的病情和康复过程,从而增强自我效能信念。

自我效能理论在骨科心理治疗中的应用可以帮助患者更好地应对康复过程中的挑战和压力,提高康复成功的可能性。

除了前文提到的一些理论以外,还有其他与骨科心理治疗相关的理论,比如:

1. 社会学习理论

该理论认为个体的行为可以通过观察和学习他人的行为来习得。在骨科心理治疗中,医生可以利用该理论来指导患者模仿其他患者成功克服病痛的经验,从而提高患者的自我效能感。

2. 生态系统理论

该理论认为个体和环境是相互作用的,而不是单独存在的。在骨科心理治疗中,医生可以利用该理论来了解患者的环境因素对其康复的影响,包括家庭、工作、社会支持等因素,并制订相应的康复计划。

3. 人本主义理论

该理论认为人类是自主、有尊严和有创造性的存在。在骨科心理治疗中,医生可以利用该理论来尊重和关注患者的人性和需求,为患者提供积极的支持和关注,从而增强患者的自我认知和自我成长。

骨科心理治疗的理论非常广泛,涵盖了生物心理社会模型、应激反应理论、心理疾病理论、行为治疗理论和自我效能理论等多个方面。这些理论为骨科医生和心理治疗师提供了重要的指导,使得治疗更加有效和个性化。同时,这些理论也为患者提供了更全面的治疗和康复方案,使得他们能够更好地理解自己的病情,提高对治疗的积极性和效果。骨科心理治疗的理论研究对于推动骨科医学的发展和完善,提高患者的治疗体验和康复质量都有着重要的作用。

第3节　骨科心理治疗的案例研究和效果评估

骨科疾病对于患者来说是一种身心双重负担。除了身体疼痛和功能障碍之外,患者还会受到情绪、心理和社会方面的影响。在这种情况下,骨科心理治疗可以提供一种全面的治疗方法,通过心理干预和行为调整等方法,帮助患者改善心理状态和生活质量。以下是几个实际案例,展示了骨科心理治疗的应用及其效果。

病例1:

50岁的女患者李某因股骨颈骨折接受了髋关节置换手术。在手术后的恢复过程中,她经历了很多挫折和焦虑。她来到心理治疗希望能够更好地处理她的情绪,并恢复到手术前的生活。

治疗方法:治疗师使用认知行为疗法来帮助她管理焦虑和挫折感。治疗师帮助她认识到自己的负面想法和情绪,并教授她使用积极的自我对话来应对这些负面情绪。

治疗效果:在治疗的过程中,她学会了更好地管理情绪,并开始重建自己的信心。她恢复了步行和进行日常活动的能力,开始参加社交活动和户外活动,并且逐渐恢复了自己的生活质量。

病例2:

18岁的男患者王某因骨折接受了手术治疗,术后需要长时间康复。他在恢复期间感到非常孤独和沮丧,感觉自己无法继续进行运动和社交活动。

治疗方法:治疗师使用心理治疗来帮助他处理他的情绪和提高他的自信心。治疗师采用认知行为疗法来帮助他发现和改变自己的负面思维模式,并教授他积极的自我对话和应对策略。

治疗效果:在治疗的过程中,他逐渐改变了自己的思维方式,感觉自己更有自信心和动力来恢复。他开始积极参加社交和运动活动,并逐渐恢复了自己的身体和心理健康。

病例3:

患者张某,女性,50岁。患者主要来诊原因是因为右侧膝盖疼痛已经持续了一年,疼痛程度在3~8级之间,患者在工作和日常生活中都感到困难。患者的医疗史包括一次右膝盖软骨损伤,此后一直没有完全康复。患者曾接受过物理治疗和口服止痛药物治疗,但效果并不明显。在检查过程中,发现患者的右侧膝关节活动度受限,有明显的肿胀和压痛。患者还反映出了心理问题,包括焦虑、担忧和对治疗的恐惧。患者还说她曾经遭受过心理虐待,这也可能是导致她现在的焦虑和担忧的原因之一。

治疗方法:治疗师首先对患者进行了详细的评估,包括疼痛的程度、影响、对日常生活的影响、社会支持和治疗期望等方面。治疗师还对患者的心理健康状况进行了评估,了解了她的心理问题和对疼痛的情感反应。治疗师采用了多种心理治疗方法,包括认知行为疗法、催眠治疗和放松技巧等。治疗师还与患者一起制订了一个治疗计划,包括日常锻炼、合理的饮食和药物治疗等。

治疗效果:在治疗的过程中,患者的疼痛程度逐渐减轻,活动度也得到了恢复。同时,患者的焦虑和担忧也得到了缓解。患者也学会了如何应对疼痛,以及如何在日常生活中保持积极的心态。在治疗的最后,患者对治疗的效果感到满意,并对治疗师的专业能力表示赞赏。

病例4:

患者宋某,女性,36岁。患者因长时间坐在办公室的电脑前工作而引起的背部疼痛来就诊。经过X光检查发现脊柱有一些问题,需要接受骨科治疗。患者感到很担忧,因为她的工作需要长时间坐在电脑前,她很担心这个问题会影响她的工作和生活。

治疗方法:在骨科治疗同时,患者接受了心理治疗,包括认知行为疗法和放松技巧。治疗旨在帮助患者理解她的疼痛和身体问题的本质,以及如何应对并减轻疼痛。患者还接受了关于工作环境改善的建议,包括如何正确地坐在电脑前以避免再次出现背部疼痛的情况。

治疗效果:在治疗结束后,患者的背部疼痛得到了明显缓解,同时她也学会了如何正确地坐在电脑前,以及如何应对疼痛。她的情绪和生活质量也有所改善。

病例 5:

患者刘某,男性,45 岁。患者因意外事故导致右腿骨折住院治疗。他感到非常沮丧和无助,因为他需要休息几个月来等待康复。他担心自己无法工作和赚钱,也担心他的家庭因为他的事故而受到影响。

治疗方法:在骨科治疗的同时,患者接受了心理治疗,包括认知行为疗法和支持性治疗。治疗旨在帮助患者应对他的情绪和思维,鼓励他积极面对康复和重新回到工作和生活中。治疗中还包括家庭支持和教育,以帮助患者和他的家人应对这个意外事件的影响。

治疗效果:治疗结束后,患者逐渐恢复了身体以及心理上的健康,也变得更加自信和乐观。

其他案例:

患者宋某,女性,52 岁,患有膝关节炎。患者经历了多次手术和康复治疗,但仍感到绝望和失望,无法克服对疼痛和运动的恐惧。通过认知行为治疗,患者学习了如何改变消极思维模式和自我效能感,开始尝试更积极的运动和康复方案。她还学会了应对疼痛和焦虑的技能,逐渐恢复了运动能力和信心。

患者王某,男性,38 岁,患有脊柱侧弯症。他曾经遭受过霸凌,因此对身体畸形感到极度自卑和不安。通过人际治疗,患者开始探索自己的身份认同和自我形象,并逐渐接受自己的身体。他还学习了如何与他人建立健康的关系,增强社交技能和自尊心。

患者李某,女性,65 岁,患有骨质疏松症。患者因为骨折和体能下降而感到沮丧和失望。通过心理动力治疗,患者开始探索自己的内心世界和过去的心理创伤,并逐渐理解了自己的情绪和行为反应。她还学习了如何应对年龄和健康变化带来的挑战,以及如何从过去的痛苦中恢复并重新开始生活。

患者金某,女性,62 岁,患有腰椎间盘突出症。这位患者在治疗前感到很沮丧,因为她的疼痛严重影响了她的生活质量,无法做自己喜欢的事情。在治疗期间,她学习了深呼吸、渐进性肌肉松弛和注意力转移等放松技巧,并通过认知重构技术改变了对疼痛的看法。她还通过康复运动恢复了腰部功能。治疗后,她感到自己的生活质量得到了显著提高,能够重新参加各种活动,包括长途旅行和户外活动。

这些案例研究表明,骨科心理治疗可以帮助患者克服身体疾病带来的心理困难,恢复身体功能和心理健康。不同类型的心理治疗方法可以根据患者的个体需要进行个性化治疗,从而实现更好的治疗效果。

在进行骨科心理治疗时,如何对其效果进行评估是非常重要的,这可以帮助医生了解治疗的效果、调整治疗方案,并且为患者提供更好的医疗服务。下面将介绍骨科心理治疗的评估方法,帮助读者更全面地了解骨科心理治疗的效果评估。对于骨科心理治疗的效果评估,有多种不同的方法可以使用,下面介绍一些常用的方法。

1. 主观评估

这种评估方法基于患者或者治疗师的主观体验和感受,可以使用问卷、面谈等形式进行。常用的主观评估工具包括:汉密尔顿抑郁量表、焦虑自评量表、疼痛量表等。这种方法的优点是简单易行,容易获得信息,但缺点是可能存在主观性和个体差异。前文已介绍过相关量表,此处不再赘述。

2. 客观评估

这种评估方法基于客观的医学指标和测量结果,可以使用身体检查、影像学检查、生物标记物等进行。例如,对于骨科疾病的治疗效果,可以使用 X 光片、MRI 等影像学检查,测量疼痛程度、活动能力、肌力等生物学指标。这种方法的优点是客观、准确,但缺点是可能不能全面反映患者的症状和体验。

3. 功能评估

这种评估方法是评估患者的日常生活功能和生活质量的改善情况,可以使用多种工具进行,例如疾病影响评价量表(DIQ)、美国医学会康复评估(AMR)等。这种方法的优点是可以全面评估患者的功能和生活质量,但缺点是需要较长时间的观察,不能立即获得反馈。

4. 综合评估

这种评估方法综合了主观评估、客观评估和功能评估等多种方法,可以获得全面、准确的评估结果。例如,对于骨科疾病的治疗效果评估,可以综合考虑症状缓解程度、影像学检查结果、日常生活功能和生活质量等多个方面。这种方法的优点是可以全面评估治疗效果,但需要较大的投入和时间成本。

综上所述,对于骨科心理治疗的效果评估,需要结合具体的病情和治疗方法,采用多种不同的评估方法,以获得全面、准确的评估结果。同时,需要注意评估的客观性和科学性,避免主观性和个体差异的影响。

第四篇　骨科心理护理

第十一章　骨科护理心理学简介

第1节　骨科护理心理学

骨科护理心理学是一门与骨科护理紧密相关的学科,它主要关注骨科患者的心理健康和心理需求。随着人们对健康的关注不断增强,对患者全面的医疗护理需求也在不断提高。在骨科护理中,除了关注患者的身体健康之外,还需要关注患者的心理健康。因此,骨科护理心理学的研究和应用具有重要意义。下面将介绍骨科护理心理学的相关内容。

一、骨科护理心理学的概念

骨科护理心理学是一门探究骨科患者的心理需求和心理健康的学科,它起源于20世纪80年代。在此之前,人们对患者的心理需求和心理健康关注较少,医疗护理主要关注患者的身体健康。随着人们对患者全面医疗护理需求的认识提高,骨科护理心理学开始引起人们的重视。骨科护理心理学包括了患者的认知、情感、行为和社会交往等方面,旨在提高患者的身心健康水平。

在骨科护理心理学中,护士需要了解骨科疾病和手术的影响,包括术后疼痛、行动不便、依赖等,以及这些影响对患者心理状态的影响。护士还需要了解各种心理障碍,例如抑郁症、焦虑症、应激障碍等,以及这些障碍对患者的身体康复和心理健康的影响。

除此之外,骨科护理心理学还需要护士具备一定的心理治疗技能,例如认知行为疗法、支持性治疗、行为治疗、家庭治疗等,以便为患者提供恰当的心理治疗和支持。

骨科护理心理学的目标是通过综合医学治疗和心理治疗,帮助患者更好地应对骨科疾病和手术的影响,促进患者的身体康复和心理健康。

二、骨科护理心理学的重要性

1. 提高患者治疗的满意度

在骨科护理中,护士和医生应该与患者建立起信任和互动,通过有效的沟通,使患者了解治疗的必要性和效果。通过关注患者的心理健康,可以提高患者对治疗的满意度,增强患者的自信心和信心。

2.减少治疗中的并发症

在治疗中,患者的心理状态对治疗的效果有很大的影响。如果患者的心理状态不佳,可能会影响他们的免疫力和治疗效果。通过骨科护理心理学的应用,可以减少治疗中的并发症,提高治疗的成功率。

3.促进患者康复

骨科护理心理学可以通过关注患者的情感需求,减少治疗过程中的疼痛和不适,促进患者的康复。患者在治疗中可能会遭受身体和心理的双重创伤,骨科护理心理学可以帮助患者处理负面情绪和恢复心理平衡,从而促进康复过程。

4.提高医疗护理质量

骨科护理心理学可以提高医疗护理的质量,从而提高患者的满意度和康复效果。通过了解患者的心理需求,医疗人员可以更好地为患者提供全面的医疗护理,从而提高医疗护理的质量和效果。

三、骨科护理心理学的应用

1.建立信任和互动

在骨科护理中,护士和医生应该与患者建立起信任和互动。通过了解患者的心理需求和情况,医疗人员可以更好地为患者提供个性化的医疗护理。通过与患者的沟通和交流,可以帮助患者缓解焦虑和恐惧,从而提高治疗的效果。

2.缓解疼痛和不适

在治疗中,患者可能会遭受身体和心理的双重创伤,骨科护理心理学可以帮助患者缓解疼痛和不适。通过提供心理支持和疼痛管理,可以减少患者的疼痛和不适感,从而促进康复过程。

3.提高患者的自信心和信心

在治疗过程中,患者可能会感到困惑和沮丧,骨科护理心理学可以帮助患者提高自信心和信心。通过与患者的沟通和交流,医疗人员可以帮助患者了解治疗的必要性和效果,从而增强患者的自信心和信心。

四、骨科护理心理学的研究领域

1.患者心理需求和心理健康评估

通过对患者的心理需求和心理健康进行评估,可以了解患者的心理状态和需求,从而为患者提供个性化的医疗护理。

2.心理支持和疼痛管理

通过提供心理支持和疼痛管理,可以减少患者在治疗过程中的不适和痛苦。这些方法包括心理治疗、认知行为疗法、放松训练等。心理支持可以帮助患者缓解焦虑、抑郁等心理问题,减轻疼痛和不适症状,提高治疗效果和患者的生活质量。

3. 康复指导和干预

骨科护理心理学还可以提供康复指导和干预,帮助患者在治疗后尽快恢复身体功能和日常生活能力。这些干预措施包括康复训练、营养指导、生活方式调整等,旨在促进患者的康复和重返社会。

4. 家庭护理和社会支持

骨科护理心理学还包括对患者家庭护理和社会支持的关注。家庭护理和社会支持可以为患者提供心理上的支持和安慰,帮助患者更好地应对治疗和康复过程中的挑战和困难。

五、骨科护理心理学与其他心理学领域的关系

当谈到骨科护理心理学与其他心理学领域的关系时,我们可以看到它与许多领域之间存在着千丝万缕的联系。从临床心理学到康复心理学,从疼痛管理到生理心理学,骨科护理心理学在许多不同的领域都发挥着重要的作用。下面,我们将深入探讨骨科护理心理学与其他心理学领域之间的关系,以及如何将这些知识应用于骨科护理实践中,为患者提供更全面、个性化的医疗服务。

1. 骨科护理心理学与临床心理学的关系

临床心理学是研究人类行为和情绪问题的学科,主要关注精神障碍的诊断、治疗和预防。在骨科护理中,护士需要具备一定的临床心理学知识,以便及时发现患者心理问题并进行干预。比如,对于脊柱手术后的患者,护士需要了解术后抑郁症的症状,及时发现患者的心理问题并给予适当的心理支持和治疗。

临床心理学还可以为骨科护理提供一些有效的干预措施。例如,认知行为疗法可以帮助患者减少疼痛和恐惧情绪,提高患者的自我效能感;心理动力疗法可以帮助患者处理过去的创伤和情感问题,提高患者的心理健康水平。

2. 骨科护理心理学与健康心理学的关系

健康心理学是研究人类心理和行为与健康的关系的学科。在骨科护理中,护士需要了解患者身体健康与心理健康的关系,并进行相应的干预措施。例如,通过心理支持和放松训练等方式,帮助患者减少焦虑和抑郁情绪,提高患者的免疫力和身体健康水平。此外,积极的情感表达和社交支持可以提高患者的心理健康水平,减少患者的焦虑和抑郁情绪,从而促进患者的康复和恢复。

3. 骨科护理心理学与康复心理学的关系

康复心理学是研究如何帮助患者实现身体、心理和社交方面的恢复的学科。在骨科护理中,护士需要具备一定的康复心理学知识,以便为患者提供针对性的康复护理服务。例如,对于脊柱手术后的患者,护士需要了解患者的康复需求和康复计划,并给予相应的心理支持和康复指导。

同时,康复心理学还可以为骨科护理提供一些干预措施。例如,运用认知行为疗法帮助患者提高自我效能感和积极应对能力,帮助患者更好地适应康复过程;使用社交支持和情感表达等方法,帮助患者建立支持网络和增强自我调节能力。

4.骨科护理心理学与社会心理学的关系

社会心理学是研究人类社会行为和社会关系的学科,主要关注人类的社会互动和交往。在骨科护理中,护士需要了解患者的家庭、社会和文化背景,以便为患者提供个性化的护理服务。例如,对于患有关节炎的老年患者,护士需要了解患者的家庭情况和社会支持网络,帮助患者建立社会支持网络,提高患者的生活质量。

此外,社会支持和社会认同感可以帮助患者减少孤独和抑郁情绪,提高患者的心理健康水平。情感表达和冲突处理技巧可以帮助患者更好地处理与家人和社会的关系,提高患者的生活质量。

5.骨科护理心理学与发展心理学的关系

发展心理学是研究人类生命周期内心理变化和发展的学科。在骨科护理中,护士需要了解患者不同年龄段的心理特点和需求,并提供相应的心理支持。例如,对于儿童患者,护士需要通过游戏和互动等方式,帮助患者减少疼痛和恐惧情绪,提高患者的自我效能感。

同时,发展心理学还可以为骨科护理提供一些有效的干预措施。例如,家庭治疗和认知训练可以帮助患者克服心理障碍,促进患者的发展和成长。

骨科护理心理学是一门交叉学科,与临床心理学、健康心理学、康复心理学和社会心理学等多个心理学领域密切相关。在骨科护理中,护士需要不仅掌握骨科相关的专业知识和技能,还需要具备一定的心理学知识和技能,以提供全面、个性化的护理服务。帮助患者恢复健康和提高生活质量。

骨科护理心理学在现代医疗领域中的作用越来越重要,它不仅有助于改善患者的身体健康状况,还能提高患者的心理健康水平。因此,对于骨科护理人员来说,学习和应用骨科护理心理学知识和技能,是提高自身职业素质和为患者提供更好的护理服务的必要条件。

第2节 骨科护理心理学的历史和发展

骨科护理心理学是一门涉及骨科疾病和手术治疗时的心理因素的交叉学科。它旨在通过了解患者的心理状态和需求,为患者提供全面的护理服务,帮助患者更好地适应治疗过程,并且促进患者的身体和心理康复。本节将从骨科护理心理学的起源、发展及在国内的发展过程深入探讨骨科护理心理学。

一、骨科护理心理学的起源

骨科护理心理学的起源可以追溯到20世纪80年代末期。当时,随着医疗水平的提高和科技的进步,手术治疗越来越多地被应用于治疗骨科疾病,如脊柱疾病、骨折等。然而,由于骨科手术治疗具有一定的创伤性和风险性,患者常常需要面临巨大的生理不适和心理压力。在这种情况下,护理人员开始意识到患者的心理健康对治疗过程和治疗效果的重要性,逐渐引起了护理心理学的关注。

二、骨科护理心理学的发展

1. 初期发展阶段

在骨科护理心理学的初期发展阶段,主要是通过传统的医学教育和经验来提高护理人员的心理知识和护理水平。护理人员通过多年的临床实践,逐渐积累了一定的心理护理经验和技能,能够帮助患者缓解焦虑和恐惧情绪,提高患者的战胜疾病的信心和自我效能感。

2. 理论研究阶段

随着心理学的发展和理论的深入研究,骨科护理心理学开始逐渐形成自己的理论框架和方法论。20世纪80年代初期,美国心理学家伯恩斯坦首次提出了"健康心理学"这一概念,该概念旨在研究人类心理和行为与健康的关系,为骨科护理心理学的发展提供了理论支持。

3. 应用推广阶段

近年来,随着骨科手术治疗技术的不断进步和对患者心理健康的重视,骨科护理心理学的应用范围也逐渐扩大。现代骨科护理心理学不仅仅涉及骨科手术治疗的心理因素,还包括了慢性骨科疾病患者的心理护理、康复期患者的心理支持等方面。

同时,骨科护理心理学也开始与其他心理学领域融合,如临床心理学、健康心理学、心理治疗等。这种交叉学科的融合为骨科护理心理学的发展提供了新的思路和方法。

三、骨科护理心理学在国内的发展过程

骨科护理心理学在我国国内的起源可以追溯到20世纪70年代末80年代初。当时,中国的骨科医疗事业刚刚开始起步,骨科手术治疗的水平和技术还比较落后,对患者的身心健康带来了很大压力。同时,中国的临床心理学也正在起步阶段,心理学专业的人才相对较少,骨科护理心理学这一交叉学科更是鲜有人涉及。尽管如此,护理人员逐渐认识缺乏专业的心理护理知识和技能,难以满足患者对健康的需求。因此,一些医院也开始注重护理人员的心理培训和心理护

理服务,探索骨科护理心理学的实践。

随着我国的医疗事业不断发展,骨科手术治疗的水平和技术不断提高,患者对心理护理的需求也越来越高。此时,一些医疗机构开始意识到骨科护理心理学的重要性,开始引入国外的相关理论和方法,如患者心理护理、心理行为疗法等,逐渐推动了骨科护理心理学在国内的发展。随着我国医疗事业的发展,骨科手术治疗也逐渐得到了广泛应用。但在手术治疗过程中,患者常常需要面临巨大的生理和心理压力,如手术前的焦虑、手术后的疼痛、功能恢复的不确定性等,这些心理因素可能会影响患者的治疗效果和康复进程。因此,如何对患者进行全面的心理护理,提高患者的治疗依从性和康复效果,成为骨科护理工作中亟待解决的问题。

1985 年,上海第六人民医院开设了心理咨询室,为患者提供心理咨询和心理治疗服务,旨在减轻患者手术前的焦虑和手术后的疼痛。此后,越来越多的医院开始关注患者的心理健康,骨科护理心理学也逐渐被重视。

20 世纪 90 年代,随着心理学的发展和护理教育的改革,中国骨科护理心理学开始进入快速发展阶段。1991 年,北京协和医院心理医学科在全国范围内首次开设了"心理护理师"岗位,为患者提供全面的心理护理服务。随着时间的推移,越来越多的医疗机构开始成立心理健康科室,专门从事心理护理工作,骨科护理心理学也逐渐得到了广泛应用。

21 世纪以来,中国骨科护理心理学得到了更大的重视和发展。2012 年,中国医师协会骨科医师分会成立了心理卫生工作委员会,致力于推广骨科护理心理学的发展和应用。同时,越来越多的高校开始开设心理学专业,骨科护理心理学也成为心理学专业中的一门重要课程。目前,骨科护理心理学在我国国内的应用和发展已经取得了长足的进展,为骨科患者提供了更加全面、有效的护理服务。

总体来看,我国国内的骨科护理心理学还处于起步阶段,但随着社会和医疗的发展,其在医疗行业中的地位和作用将越来越重要。未来,应进一步加强理论研究和实践探索,建立更加完善的骨科护理心理学体系,为患者提供更加全面、个性化的护理服务,从而促进患者的身体和心理进一步康复。

第 3 节　骨科护理心理学的特点

骨科护理心理学是指在骨科护理工作中,对患者的心理状态进行诊断和干预,以促进患者康复,提高生活质量的学科。骨科护理心理学的特点包括针对骨科疾病特点的心理干预、强调患者自我管理和参与、倡导以患者为中心的护理模式、注重团队合作和多学科交流等方面。以下将分别详细介绍。

一、针对骨科疾病特点的心理干预

骨科疾病包括骨折、关节炎、脊柱疾病等,常常会给患者带来疼痛、功能障碍、生活质量下降等问题。骨科护理心理学的特点之一就是针对这些疾病的特点进行心理干预。比如,针对骨折患者的心理干预可以包括疼痛管理、情绪支持、认知疗法等。针对脊柱疾病的心理干预可以包括应对压力和焦虑、鼓励积极面对治疗和康复等。骨科护理心理学强调根据不同骨科疾病的特点,采用不同的心理干预方法,以更好地帮助患者应对疾病和恢复健康。

二、强调患者自我管理和参与

骨科护理心理学的另一个特点是强调患者自我管理和参与。患者的自我管理和参与是骨科护理心理学的核心思想,这一理念认为,患者应该在治疗和康复过程中扮演积极的角色。骨科护理人员应该为患者提供相关知识和技能,让他们更好地了解和掌握自己的疾病,以及如何进行自我管理和康复。同时,骨科护理人员应该与患者合作,制订个性化的治疗和康复计划,并鼓励患者积极参与其中,提高康复效果。

三、倡导以患者为中心的护理模式

骨科护理心理学的第三个特点是倡导以患者为中心的护理模式。这一模式的核心思想是将患者的需求、价值观和意愿置于护理工作的中心,以实现个性化护理和优质护理服务。在骨科护理心理学中,以患者为中心的护理模式强调了患者的主体地位,注重患者的身心健康,促进患者的积极参与和自我管理。

倡导以患者为中心的护理模式需要骨科护理人员与患者建立信任和沟通,了解患者的需求和期望,对患者进行综合评估和个性化护理计划制订。骨科护理人员还需要注重患者的文化背景和心理健康状况,为患者提供温馨的、人性化的护理服务。

四、注重团队合作和多学科交流

骨科护理心理学的第四个特点是注重团队合作和多学科交流。骨科疾病常常需要多学科协作来完成治疗和康复任务。骨科护理人员需要与骨科医生、康复医师、营养师等多个专业领域的专家合作,为患者提供全面的治疗和护理服务。

团队合作需要骨科护理人员具备团队协作和沟通能力,积极参与多学科协作,了解不同专业领域的知识和技能,从而为患者提供更好的治疗和护理服务。多学科交流需要骨科护理人员掌握相应的学科知识和技能,了解不同领域的专业术语和治疗方法,以更好地协调团队工作,完成治疗和康复任务。

五、关注患者全面健康

骨科护理心理学的另一个特点是关注患者的全面健康。除了关注患者骨科疾病的治疗和康复,骨科护理人员还应该关注患者的身心健康、社交和情感健康等方面,以帮助患者实现全面健康。骨科护理人员需要在治疗和康复过程中注重患者的心理需求和社交支持,为患者提供全面的护理和支持。

骨科护理心理学是一门综合性学科,需要骨科护理人员具备丰富的理论知识和实践经验。骨科护理心理学的特点包括针对骨科疾病特点的心理干预、强调患者自我管理和参与、倡导以患者为中心的护理模式、注重团队合作和多学科交流等方面,这些特点将帮助骨科护理人员更好地服务患者,提高患者的康复效果和生活质量。

第十二章　骨科护理心理学的应用

第1节　骨科护理人员应掌握的心理学技能

骨科护理人员是照顾骨科患者的关键人员之一。在骨科医疗过程中,骨科护理人员不仅要负责患者的日常护理,还要协助医生进行手术治疗。当骨科患者面对骨科疾病和手术治疗时,除了身体上的不适,还可能面临各种心理问题,如焦虑、恐惧、抑郁等。骨科护理人员在与患者接触的过程中,不仅需要关注患者的身体状况,还需要了解患者的心理状态和需求,提供相应的心理护理和支持。因此,骨科护理人员应该掌握一定的心理学技能,以更好地为患者提供全面的护理服务。本节将介绍骨科护理人员应掌握的心理学技能,包括沟通技能、情绪管理、行为观察等方面。

一、沟通技能

良好的沟通是骨科护理人员成功处理患者心理问题的关键。骨科护理人员需要具备良好的沟通技能,能够与患者建立亲密的关系,充分了解患者的需求和感受,为患者提供精神支持和帮助。以下是几种有效的沟通技能。

1. 倾听技能

倾听是一种有效的沟通技能,可以帮助骨科护理人员更好地了解患者的情绪和需求。倾听需要专注于患者的言语和情绪,给予足够的时间和空间,不要中断或干扰患者的发言。倾听可以促进与患者之间的沟通和信任,帮助患者缓解焦虑和恐惧情绪。

2. 表达技能

表达技能是指能够清晰、准确、恰当地表达自己的意见和情感。骨科护理人员需要学会有效地表达自己的观点和情感,以便与患者建立更紧密的联系。表达技能包括语言表达和非语言表达,非语言表达包括面部表情、姿势、手势等。

3. 问询技能

问询技能是指能够询问正确的问题,获取准确的信息。骨科护理人员需要学会问询技能,以便更好地了解患者的身体和心理状态,为患者提供精神支持和帮助。

二、情绪管理技能

骨科患者常常会面临疼痛、焦虑、恐惧等负面情绪,这些情绪可能会影响患者的身心健康和治疗效果。因此,骨科护理人员需要掌握一定的情绪管理技能,能够帮助患者缓解负面情绪,提高患者的生活质量和治疗效果。以下是几种有效的情绪管理技能。

1.认知重构

认知重构是指通过思维转变来改变情绪。骨科护理人员可以帮助患者认识到他们的负面情绪是如何影响他们的思维和行为,然后引导患者重新审视和解释事情的方式,从而减轻情绪负担。例如,骨科护理人员可以帮助患者认识到疼痛是治疗的一部分,疼痛不一定意味着治疗失败,可以尝试放松和呼吸练习来缓解疼痛。

2.放松训练

放松训练是一种有效的情绪管理技能,可以帮助患者缓解紧张和焦虑。骨科护理人员可以通过教授深呼吸、渐进性肌肉松弛等技能,帮助患者放松身心,减轻疼痛和负面情绪。

3.行为活动调节

行为活动调节是指通过改变行为活动来缓解负面情绪。骨科护理人员可以建议患者参加适当的运动或其他活动,从而提高身体素质,缓解负面情绪。此外,骨科护理人员也可以帮助患者制订一个适当的日常计划,使患者的生活有规律、有目的,从而减轻焦虑和抑郁。

三、应对技能

骨科患者在治疗过程中可能会遭遇许多挑战和困难,如手术风险、康复进程缓慢等,这些问题可能会导致患者产生挫败感、失望和焦虑等负面情绪。因此,骨科护理人员需要掌握一定的应对技能,能够帮助患者积极应对困难。以下是一些有效的应对技能。

1.目标设定

目标设定是指通过设定明确的目标来帮助患者应对挑战和困难。骨科护理人员可以与患者一起制定明确的康复目标,例如增加活动范围、减轻疼痛等,然后帮助患者制订具体的行动计划,逐步实现这些目标。

2.问题解决

问题解决是指通过寻找解决问题的方法来应对困难和挑战。骨科护理人员可以帮助患者识别和分析问题,然后引导患者思考可能的解决方案,并协助患者实施解决方案。

3. 社交支持

社交支持是指通过与他人交流和互动来获得情感和心理支持。骨科护理人员可以帮助患者建立积极的社交关系,例如参加康复小组、与家人和朋友交流等,从而获得支持和鼓励,缓解负面情绪。

4. 自我效能提升

自我效能是指个体对自身能力的信心和信念。骨科护理人员可以通过鼓励患者实践自我效能行为,例如按时服药、参加康复训练等,从而提高患者的自我效能,增强应对困难和挑战的信心和能力。

四、行为观察技能

骨科护理人员需要掌握行为观察技能,以便能够观察和评估患者的行为表现和情绪状态,及时发现问题并采取措施。以下是一些骨科护理人员需要掌握的行为观察技能。

1. 观察患者的表情和肢体语言

通过观察患者的表情和肢体语言,可以了解患者的情绪状态和身体状况,是否存在疼痛、不适或其他问题。

2. 观察患者的言语和语调

通过观察患者的言语和语调,可以了解患者的情绪状态和沟通能力,是否存在沟通障碍或情绪困扰。

3. 观察患者的行为活动

通过观察患者的行为活动,可以了解患者的身体状况和行动能力,是否存在运动障碍或身体不适等问题。

4. 观察患者的社交交往

通过观察患者的社交交往,可以了解患者的社交能力和沟通技巧,是否存在社交困扰或沟通障碍。

5. 观察患者的自我护理能力

通过观察患者的自我护理能力,可以了解患者的自理能力和生活质量,是否存在自理困扰或生活不适等问题。

通过这些行为观察技能,骨科护理人员可以全面了解患者的身体和心理状况,及时发现问题并采取有效措施,帮助患者恢复健康。

五、患者评估技能

作为骨科护理人员,了解患者的病情和病史,以及评估他们的身体和心理状况是至关重要的。以下是一些骨科护理人员应该掌握的患者评估技能。

1.详细的病史采集

骨科护理人员需要详细收集患者的病史信息,包括过去的疾病、手术、药物治疗和家族病史等。这些信息有助于诊断和治疗,同时也能够帮助护理人员更好地了解患者的身体和心理状况。

2.身体检查

骨科护理人员需要进行全面的身体检查,包括测量血压、心率、呼吸率、体温等指标,检查疼痛、肿胀和受伤部位的情况等。

3.疼痛评估

疼痛评估是骨科护理人员必须掌握的技能之一。护理人员需要询问患者疼痛的程度、持续时间、部位和类型等信息,以及疼痛对患者生活的影响。护理人员可以使用各种工具和问卷来帮助评估疼痛程度和质量。

4.心理状况评估

骨科护理人员需要对患者的心理状况进行评估,包括焦虑、抑郁和其他负面情绪的程度和类型等。护理人员可以使用各种心理学工具和问卷来帮助评估患者的心理状况。

5.功能评估

骨科护理人员需要评估患者的功能状况,包括行动能力、力量和平衡等方面。评估结果可以帮助护理人员为患者制订个性化的治疗计划和康复计划。

6.饮食和营养评估

骨科护理人员需要评估患者的饮食和营养状况,以确定是否需要特殊的饮食要求或营养支持。评估结果也可以帮助护理人员为患者提供营养建议和指导。

7.药物评估

骨科护理人员需要评估患者正在使用的药物,包括药物的剂量、频率、用途和可能的副作用等信息。评估结果可以帮助护理人员避免药物之间的相互作用和减少潜在的不良反应。

8.社会支持评估

骨科护理人员需要评估患者的社会支持系统,包括家庭、朋友和社区的支持等。评估结果可以帮助护理人员了解患者在家庭和社区中的环境和资源,从而更好地制订康复计划和治疗计划。

六、个人情绪管理技能

作为骨科护理人员,掌握个人情绪管理技能对于提供高质量的护理非常重要。以下是骨科护理人员应该掌握的个人情绪管理技能。

1. 自我意识

了解自己的情绪和情感状态,以及这些状态如何影响自己的行为和决策。

2. 情感调节

掌握如何调节自己的情感状态,例如通过深呼吸、冥想、运动等方式来缓解压力和焦虑。

3. 积极思考

采用积极的思维方式来处理问题,例如专注于解决问题而不是抱怨问题,强调积极的解决方案和机会。

4. 管理情绪表达

学会如何恰当地表达情感和情绪,例如通过语言、肢体语言、面部表情等方式。

5. 适应性应对

学会应对和适应各种挑战和变化,例如寻求支持、寻求解决方案、放松身心等方式。

6. 坚持健康生活方式

通过健康的生活方式来增强身体和心理健康,例如适当的饮食、运动、充足的睡眠等。

7. 建立良好的人际关系

与同事、患者和家属建立良好的人际关系,增强支持和合作,有助于减少工作和生活中的压力和紧张。

通过掌握这些个人情绪管理技能,骨科护理人员可以更好地应对工作和生活中的挑战,提高护理质量和效果,同时也可以提高自己的工作满意度和幸福感。

在骨科护理领域,掌握心理学技能是非常重要的。掌握心理学技能可以帮助护理人员更好地了解患者的需要和问题,提供更为细致和有效的护理。骨科护理人员需要综合运用各种技能,提供全面的护理服务,以帮助患者尽快康复和恢复健康。

第2节　骨科护理中的患者教育策略

当涉及骨科护理时,患者教育是至关重要的一部分。骨科护理人员需要与患者和他们的家庭合作,为他们提供必要的教育和支持,以确保他们理解他们的疾病和治疗计划,并能够积极地参与治疗和康复过程。在这节中,我们将探讨一些骨科护理人员可以使用的患者教育策略,以帮助患者更好地管理他们的健康和病情。

一、多媒体教育策略

多媒体教育策略是骨科护理中一种常见的教育策略。这种策略利用多种形式的媒体，如图像、视频、音频和动画等，来帮助患者更好地理解骨科疾病、治疗和康复方案。以下是多媒体教育策略的一些特点。

1. 多媒体教育策略可以提供丰富的信息

多媒体教育策略可以将大量的信息呈现给患者，包括文字、图片、视频和动画等。这些信息可以更直观、更生动地向患者展示骨科疾病、治疗和康复方案的相关知识。

2. 多媒体教育策略可以帮助患者更好地理解和记忆知识

多媒体教育策略可以通过视觉和听觉等多种感官刺激方式，让患者更深刻地理解和记忆骨科知识。同时，多媒体教育策略可以通过交互式的方式，让患者参与到学习过程中，增强患者的学习兴趣和积极性。

3. 多媒体教育策略可以提高患者的自信心

通过多媒体教育策略，患者可以更清晰地了解骨科疾病、治疗和康复方案的相关知识，增加对治疗的信心。同时，多媒体教育策略可以帮助患者更好地了解自己的身体状况和治疗进展，提高患者的主动参与度，增强对治疗和康复的信心。

4. 多媒体教育策略可以提高骨科护理人员的效率

多媒体教育策略可以为骨科护理人员提供标准化、系统化的教育资源，帮助骨科护理人员更高效地开展患者教育工作，提高教育工作的质量和效率。

二、个性化教育策略

个性化教育策略是骨科护理中的一种重要教育策略，它强调根据患者的特定需求和情况来制订个性化的教育计划，以最大限度地满足患者的需求和要求。以下是个性化教育策略在骨科护理中的一些应用。

1. 了解患者的病史和状况

在制订个性化教育计划之前，骨科护理人员需要全面了解患者的病史和状况，包括过去的疾病、手术、药物治疗等，以及患者的偏好和习惯等。通过这些信息，护理人员可以更好地了解患者的需求和要求，为制订个性化教育计划提供基础。

2. 针对患者的特定需求和要求

个性化教育策略强调根据患者的特定需求和要求制订教育计划。骨科护理人员可以根据患者的病情和状况，为其提供针对性的康复指导和训练，例如如何正确行走、如何使用助行器、如何进行康复锻炼等。

3. 强调患者参与

个性化教育策略强调患者的参与和合作。骨科护理人员可以通过与患者建立紧密的关系,了解他们的需求和要求,并在制订教育计划和康复方案时考虑到患者的意见和建议。

4. 持续的监测和反馈

个性化教育策略需要护理人员对患者的康复和教育进程进行持续的监测和反馈。护理人员可以定期与患者沟通,了解其进展和问题,并及时提供建议和指导。

5. 多种教育方式

个性化教育策略需要护理人员为患者提供多种教育方式。骨科护理人员可以为患者准备教育材料、提供视频或音频指导、使用模拟器或实物进行演示等多种方式,以适应不同患者的需求和要求。

三、团体教育策略

团体教育策略是骨科护理中的一种常用教育策略,其目的是通过组织患者团体进行教育,以便更加高效地传递信息、提高患者的自我管理能力和自我效能感。以下是团体教育策略的一些主要特点和方法。

1. 提供信息

团体教育策略旨在向患者传递相关信息,如术后康复注意事项、药物使用方法、饮食要求等。护士可以通过 PPT、视频、手册等多种形式的教育工具提供相关信息,并向患者解释其重要性和操作方法。

2. 互动式教育

在团体教育中,护士可以鼓励患者互相交流,分享他们的经验、问题和解决方案。这种交流可以促进患者之间的互动和理解,增强他们的自我管理能力,同时也可以帮助患者更好地了解疾病和治疗过程。

3. 帮助建立支持网络

在团体教育中,患者可以互相认识、交流并建立支持网络。这有助于患者在治疗过程中得到更多的支持和鼓励,从而增强他们的自信心和自我效能感。

4. 考虑文化差异

在团体教育中,护士需要考虑到不同文化背景的患者,避免使用过于专业或抽象的术语,以免患者听不懂或产生误解。此外,也要充分尊重患者的文化差异和个人隐私,避免造成不必要的尴尬或困扰。

5. 检查学习效果

团体教育结束后,护士可以通过问卷调查或小组讨论等方式检查患者是否已经掌握了相关知识,并根据需要进行追踪和回访,以确保患者能够正确应用所学的知识和技能。

四、实践教育策略

实践教育策略是骨科护理中患者教育的一种重要策略,它旨在通过让患者亲身体验、参与到治疗中来,提高患者的治疗效果和自我管理能力。实践教育策略是以实际操作和体验为基础的教育方法,它涉及患者主动参与和亲身体验,通过实践来加深对骨科护理知识和技能的理解和记忆。

具体来说,骨科护理中的实践教育策略包括以下几个方面。

1. 模拟实验

通过对患者进行模拟操作,让患者了解和掌握正确的操作方法,提高患者的实际操作技能。

2. 视频教学

将骨科护理的操作过程录制成视频,让患者通过观看视频来了解和学习正确的操作方法,增强患者的操作技能和自我管理能力。

3. 康复体验

让患者亲身体验骨科康复过程,通过体验来了解和掌握正确的康复方法和技能,提高康复效果和自我管理能力。

4. 病例分享

通过与其他患者分享经验和病例,让患者了解和学习骨科护理中的成功经验和方法,提高患者对治疗的信心和理解。

实践教育策略能够使患者更深入地了解和掌握骨科护理知识和技能,提高患者的治疗效果和自我管理能力,从而实现更好的康复效果。

五、模拟教育策略

在骨科护理中,模拟教育策略是一种广泛应用的教育方法。该方法通过模拟真实情境来培养患者的技能和知识,以便在实际应用中更好地处理骨科护理问题。

在模拟教育策略中,护理人员可以使用各种模拟方法,例如模拟实验室、模拟手术室或虚拟现实技术。这些模拟环境能够模拟出真实的治疗环境,让患者在一个相对安全的环境中学习和练习。这种方法特别适用于需要操作技能的护理,例如骨科手术前后的伤口护理、康复体操和使用助行器具等。

通过使用模拟教育策略,护理人员可以帮助患者更好地理解治疗的过程和步骤,并在实践中获得更多的信心和能力。此外,这种教育方法还可以帮助患者了解骨科治疗的风险和限制,以及如何应对治疗中可能遇到的问题。

模拟教育策略在骨科护理中是一种非常有用的教育方法,它可以帮助患者更好地理解和掌握治疗技能,提高治疗效果和预后。

六、书面教育策略

在骨科护理中,书面教育策略是一种非常常见和有效的教育方法。这种策略主要是通过书面材料(比如手册、传单、宣传单、海报等)向患者传递信息和知识。以下是一些书面教育策略的具体内容。

1. 制作易懂的教育材料

在制作教育材料时,应注意材料的易懂性和可读性,让患者能够快速理解其中的内容和意义。

2. 强调关键信息

书面教育材料通常包含大量的信息和知识,为了让患者更容易接受和理解这些信息,可以使用加粗、颜色、突出等方式来强调关键信息。

3. 提供反馈机制

为了让患者能够更好地理解教育材料中的内容,可以在材料中提供反馈机制,比如联系电话、微信、邮件等方式,让患者可以随时向医护人员提出问题和疑问。

4. 使用图表、图片等辅助工具

在书面教育材料中,使用图表、图片等辅助工具可以更好地展示信息和知识,使得患者更容易理解。

5. 多语言翻译

对于那些不懂得当地语言的患者,可以考虑提供多语言翻译的教育材料,以确保患者能够完全理解教育内容。

总的来说,书面教育策略是一种简单而有效的患者教育方法,它可以提供清晰、简单的信息,让患者能够更好地理解病情、治疗方案和预防措施,从而更好地掌控自己的健康。

七、反思教育策略

反思教育策略是一种鼓励患者主动参与学习、自我评估和反思的教育方法。在骨科护理中,这种策略可以帮助患者理解自己的疾病状况和治疗计划,同时提高他们对疾病和治疗的理解。

反思教育策略的核心在于激发患者自我反思的能力。在实践中,护士可以通过以下方法帮助患者进行反思。

1. 提出问题

护士可以向患者提问,引导他们思考自己的疾病状况和治疗计划。例如,"您对您的骨折治疗有哪些疑问或不理解的地方?""您觉得自己的恢复进度如何？有没有什么需要改进的地方？"

2.自我评估

护士可以让患者对自己的疾病状况和治疗进程进行自我评估。例如，让患者记录自己的恢复进程，并进行定期的自我评估，反思自己的进步和不足之处。

3.反思讨论

护士可以与患者进行反思讨论，帮助他们分析自己的疾病状况和治疗计划，发现其中的问题和不足，提出改进方案。

反思教育策略可以让患者更好地了解自己的疾病状况和治疗计划，提高他们的学习兴趣和积极性，促进患者的自我管理和自我治疗。同时，这种策略也可以帮助护士更好地了解患者的需求和问题，提供更加有效的护理服务。

通过有效的患者教育策略，护理人员可以帮助患者更好地理解他们的疾病和治疗计划，并为他们提供必要的支持和建议。在这一节中，我们介绍了几种骨科护理中常用的患者教育策略，每一种策略都有其独特的优点和适用范围，护理人员应根据患者的情况和需求，灵活选择并结合使用这些策略。通过科学合理地应用患者教育策略，我们可以更好地帮助患者理解和管理他们的疾病，提高他们的自我护理能力，从而改善其生活质量。

第3节　骨科护理从业者的心理素质

一、骨科护理从业者面对的压力

首先，照顾患者需要付出大量的时间和精力，而且往往是长期的过程。这对于骨科护理人员来说是一项艰巨的任务，需要他们不断地付出自己的时间和精力。而长期的照顾过程也可能让他们感到疲惫和无助。

其次，患者的康复过程中可能会面临各种困难和挑战。护理人员需要协助患者克服这些问题，并提供相应的支持。这也给护理人员带来了一定的压力和挑战，需要他们具备应对困难的能力和耐心。

此外，照顾患者可能会给患者家属和护理者带来财务和社交上的压力。患者的治疗和康复需要付出一定的经济代价，而且照顾患者也会影响到他们的社交生活和职业发展。

在骨科护理中，患者家属和护理者面临的压力是多方面的。以下是一些具体的压力来源。

1.情感压力

照顾患者是一项情感上的任务，需要面对患者疼痛、恐惧、焦虑等负面情绪，这些情绪会传递给患者家属和护理者，产生情感上的压力。而且患者的病情波动和康复过程中的挑战也会让患者家属和护理者感到焦虑和紧张。

2. 职业压力

对于家属及护理者来说,照顾患者需要他们付出大量的时间和精力,这让他们无暇顾及自己的事业,如果病情复杂或需要长期照顾,可能会导致他们丢掉工作。

3. 沟通压力

患者家属和护理者需要与医疗人员建立良好的沟通渠道,了解患者的康复情况并获取相应的帮助和支持。但是,他们可能面临语言障碍、沟通困难等问题,这会给他们带来沟通上的压力。

4. 无知和不确定性压力

对于患者家属和护理者来说,可能对患者的疾病和康复过程了解不足,缺乏足够的知识和信息。这会让他们感到不安和不确定,需要不断地寻求信息和解答。

5. 健康压力

长期照顾患者可能会影响患者家属和护理者的身体健康,例如缺乏运动、饮食不规律等。而且照顾患者可能会增加患者家属和护理者自身的健康风险,例如感染疾病等。

二、骨科护理从业者需具备的心理素质

骨科护理从业者是医疗团队中至关重要的一环,他们为患者提供细致的护理,协助医生进行治疗和康复。骨科护理从业者需要具备较高的心理素质,以应对复杂的工作环境和患者的不同情况。下面将从以下几个方面探讨骨科护理从业者的心理素质。

1. 责任感和使命感

骨科护理从业者的工作直接关系到患者的康复和生命安全,因此,他们需要具备强烈的责任感和使命感。他们需要时刻关注患者的病情变化,及时采取相应的措施,确保患者得到最好的治疗和护理。同时,骨科护理从业者需要将患者的安全放在首位,确保每一项操作都符合规范和标准,避免发生意外和医疗事故。

骨科护理从业者应该能够充分理解自己在医疗团队中的角色和重要性,并将患者的利益置于第一位。他们需要时刻保持警觉和专注,准确掌握患者的病情和治疗进展,及时调整治疗方案和护理措施。并且需要时刻保持沟通和协作,与医生和其他护理人员密切配合,确保患者得到最好的治疗和护理。

2. 稳定的情绪和良好的应对能力

骨科护理从业者需要处理各种各样的情况,包括患者的疼痛、病情的变化、家属的情绪等。因此,骨科护理从业者应该具备稳定的情绪和良好的应对能力,

能够在高压和紧张的工作环境下保持冷静,处理各种突发情况和不良反应。骨科护理从业者需要学会自我管理和情绪调节,以避免自己的情绪对患者和工作产生不良影响。他们需要学会有效地与患者和家属沟通,并倾听他们的意见和需求,建立信任和关系。此外,他们需要学会应对各种应急情况,比如疼痛管理、突发病情、意外事件等。

3. 关爱和同情心

骨科护理从业者需要具备关爱和同情心,能够关注患者的身心健康,帮助他们渡过难关。他们需要学会关注患者的情感需求,提供心理支持和安慰。他们需要尊重患者的权利和隐私,给予患者足够的尊重和尊严。

骨科护理从业者需要尊重患者的意愿和选择,给予他们足够的关注和关怀。他们需要学会有效地与患者和家属沟通,了解他们的需求和期望,并尽可能满足。此外,骨科护理从业者还需要学会与其他护理人员和医生协作,提供全面的医疗服务和支持。

4. 团队合作精神

骨科护理从业者需要与医生、其他护理人员和患者家属紧密合作,共同制订治疗和护理计划,确保患者得到最好的治疗和护理。因此,他们需要具备良好的团队合作精神。他们需要积极主动地与其他人员沟通协作,及时汇报患者的情况和治疗进展,共同制订治疗和护理计划。他们需要尊重和理解不同人员的角色和职责,积极支持和配合其他人员的工作,为患者提供全方位的护理和支持。

5. 自我管理能力

骨科护理从业者需要在复杂的工作环境中工作,面对各种各样的挑战和压力,因此,他们需要具备良好的自我管理能力。他们需要了解自己的情绪状态和应对方式,学会适时放松和调整自己的情绪,避免因为工作压力而导致身心疲惫和情绪失控。同时,他们需要充分休息和恢复,保持身心健康和积极向上的态度。需要合理规划和安排自己的工作和休息时间,适时放松和调整自己的情绪,避免工作压力过大而导致身心疲惫和情绪失控。

6. 快速反应和解决问题的能力

在骨科护理工作中,意外情况和急救情况经常会发生。骨科护理从业者需要具备快速反应和解决问题的能力,能够在短时间内做出正确的决策,并迅速采取适当的行动。他们需要熟悉各种急救措施和设备的使用,能够迅速对患者进行抢救和处理。

7. 持续学习和不断提高的意识

骨科护理工作是一项需要不断学习和提高的工作。骨科护理从业者需要具备持续学习和不断提高的意识,保持对新技术、新设备、新药物和新疗法的敏感度,不断提升自己的专业水平和技能水平。他们需要保持学习的热情和动力,不断开拓自己的视野,保持对工作的热爱和责任感。

在骨科护理工作中,除了具备扎实的专业知识和技能,护理从业者还需要具备良好的沟通能力、耐心细心、责任心强、团队合作精神和自我管理能力等心理素质。这些素质不仅能够提高护理质量和工作效率,还能够让患者和家属感受到温暖和关爱,提升医疗服务的整体体验。

因此,骨科护理从业者需要不断提升自身素质和能力,保持积极进取的态度,注重个人职业发展和学习成长,为患者提供更加优质的护理服务。同时,医院管理者也应该重视护理人员的心理素质培养,提供相关培训和支持,创造良好的工作环境和氛围,促进护理人员的全面发展和成长。

第4节　骨科护理中的患者家属支持策略

当一位家属有亲人需要接受骨科治疗时,他们通常会感到非常焦虑、害怕、无助和孤独。他们可能不知道如何应对这种情况,也许会感到很难受,因为他们无法直接帮助亲人解决问题。然而,对于骨科患者来说,有家属的支持是非常重要的。在这个阶段,家属的关心、支持和鼓励可以为患者带来巨大的力量,帮助他们更快地康复。因此,为了帮助家属更好地陪伴骨科患者度过艰难时期,我们将探讨一些骨科患者家属的支持策略,以便更好地应对可能出现的问题。

一、患者家属在骨科疾病治疗中的重要性

在骨科疾病治疗中,患者家属扮演着至关重要的角色。他们不仅是患者的情感支持和照顾者,也是医护人员的合作伙伴和重要的信息来源。患者家属可以在患者的治疗和康复过程中提供各种支持,包括情感支持、信息提供、康复指导等。

首先,患者家属在患者治疗过程中扮演着情感支持者的角色。骨科疾病的治疗需要时间和耐心,而患者往往会经历情绪波动和压力。患者家属可以提供情感上的支持,鼓励患者保持乐观心态,增强治疗的信心和动力。

此外,患者家属还可以陪伴患者,给予他们安慰和温暖,帮助患者克服治疗过程中的孤独感和恐惧感。其次,患者家属也是医护人员的合作伙伴和重要的信息来源。骨科治疗需要医护人员和患者家属之间的密切合作,以确保患者得到最好的治疗效果。患者家属可以向医护人员提供关于患者病情和康复情况的信息,以便医护人员制订最适合患者的治疗计划。同时,患者家属也可以向医护人员提出问题和疑虑,获得治疗方面的指导和建议。

最后,患者家属还可以为患者提供康复指导和支持。骨科治疗后的康复过程是一个漫长而复杂的过程,患者需要在康复阶段得到充分的指导和支持。患者家属可以帮助患者制订康复计划,监督患者进行康复锻炼和生活方式的调整,

以确保患者的康复效果最佳。

综上所述,患者家属在骨科疾病治疗中的重要性不可忽视。他们不仅提供情感支持,还是医护人员的合作伙伴和重要的信息来源,同时也可以为患者提供康复指导和支持。在治疗和康复过程中,医护人员应该积极与患者家属进行沟通和合作,建立起良好的沟通和信任关系。医护人员应该向患者家属提供相关的信息和指导,让他们了解患者的病情和治疗进程,增强他们的治疗信心和合作意愿。同时,医护人员也应该倾听患者家属的意见和建议,积极处理他们的疑虑和问题,确保患者得到最佳的治疗效果。

除此之外,医院可以开展相关的患者家属支持活动,帮助患者家属更好地了解疾病和治疗,提高他们的护理能力和自我管理能力,增强他们的康复意愿和信心。例如,可以组织康复教育课程、举办护理技能培训等活动,让患者家属成为更有力的康复伙伴。

总之,患者家属在骨科疾病治疗中扮演着不可或缺的角色,他们的支持和合作对于患者的康复至关重要。医护人员应该重视患者家属的作用,积极与他们合作,共同为患者的康复努力。

二、支持策略的具体措施

当患者家属面对骨科疾病治疗过程中的挑战和困难时,以下具体措施可以为他们提供更好的支持。

1. 提供情感支持

骨科疾病治疗需要耐心和时间,患者家属可以提供情感上的支持,鼓励患者保持乐观心态,增强治疗的信心和动力。这包括鼓励患者参加心理咨询或支持小组,为患者提供精神安慰和支持。

2. 提供信息支持

患者家属可以向医护人员提供关于患者病情和康复情况的信息,以便医护人员制订最适合患者的治疗计划。同时,患者家属也可以向医护人员提出问题和疑虑,获得治疗方面的指导和建议。

3. 参与治疗决策

患者家属可以参与治疗决策过程,与医护人员一起制订治疗计划和目标,共同决定治疗方式和时间表。

4. 协助康复锻炼

骨科治疗后的康复过程是一个漫长而复杂的过程,患者需要在康复阶段得到充分的指导和支持。患者家属可以协助患者进行康复锻炼,监督患者的进度和方式,为患者提供必要的支持和鼓励。

5. 为患者提供家庭照料

骨科治疗后患者通常需要一定程度的家庭照料,患者家属可以照顾患者的基本生活,如进食、洗漱和穿衣等。

6. 帮助患者建立社交支持系统

在治疗和康复期间,患者家属可以帮助患者建立社交支持系统,与其他患者或康复者交流,分享经验和建议,互相鼓励和支持。

7. 接受自我照顾教育

骨科治疗不仅需要患者的努力,患者家属也需要接受相关的自我照顾教育,了解如何照顾患者和自己的身体健康,以提供更好的支持。

8. 建立支持网络

患者家属可以帮助患者建立一个支持网络,包括医护人员、康复师、社会工作者等。这些人可以为患者提供更多的支持和建议,帮助患者应对骨科疾病治疗过程中的挑战和困难。

9. 参加家属支持小组

患者家属可以参加家属支持小组,与其他家属分享经验和建议,互相鼓励和支持。这可以帮助患者家属更好地应对自己的情感和心理压力,提高应对骨科疾病治疗的能力。

10. 了解疾病和治疗

患者家属可以通过阅读相关资料和参加教育课程了解疾病和治疗的相关知识,这可以帮助他们更好地理解患者的病情和康复进程,提供更为专业的支持。

11. 尊重患者的意愿

患者家属需要尊重患者的意愿和决定,不应强加自己的意见和想法。尊重患者的意愿可以让患者感受到尊重和支持,提高患者的治疗信心和动力。

以上支持策略应多方面综合运用,这可以帮助患者家属更好地支持患者,提高治疗的成功率和患者的康复效果。

第5节　患者和护理人员联盟

“患者和护理人员联盟”是一个由患者和护理人员共同组成的团体,旨在促进患者的康复和健康,同时提高护理人员的专业技能和服务水平。患者和护理人员联盟的成员可以共同制订护理计划,互相交流经验和知识,帮助患者更好地管理自己的健康和疾病。

一、患者和护理人员联盟的意义

患者和护理人员联盟的成立有着重要的意义。首先,它可以促进患者和护理人员之间的交流和合作,共同制订最佳的护理计划和治疗方案,提高护理质量和效果。其次,它可以帮助患者更好地管理自己的健康和疾病,增强自我护理和自我管理能力。最后,它可以促进患者和护理人员之间的互信和理解,建立长期的合作关系,共同促进医疗服务的发展和提高。

二、患者和护理人员联盟的成员

患者和护理人员联盟的成员主要由患者、患者的家属及护士组成。患者是联盟的重要成员之一,他们可以向护理人员提供有关疾病和健康管理的建议和反馈,帮助护理人员更好地了解患者的需求和期望。患者的家属及护士是联盟的另一个重要组成部分,他们可以向患者提供专业的护理和咨询服务,帮助患者更好地管理自己的健康和疾病。

三、患者和护理人员联盟的活动

患者和护理人员联盟可以开展各种各样的活动,以促进患者的康复和健康,同时提高护理人员的专业技能和服务水平。以下是一些常见的活动。

1. 护理培训和讲座

联盟可以定期举办护理培训和讲座,向护理人员提供最新的医疗知识和技能,提高他们的专业水平和服务质量。

2. 健康促进活动

联盟可以组织各种健康促进活动,如健康讲座、体检和健康咨询等,帮助患者更好地了解自己的健康状况和健康管理知识,促进患者的康复和健康。

3. 经验分享和交流会

联盟可以定期组织经验分享和交流会,让患者和护理人员分享自己的经验和知识,交流最佳的护理方案和治疗经验,相互帮助和支持。

4. 患者服务计划

联盟可以根据患者的具体情况,制订个性化的患者服务计划,为患者提供更加贴心和全面的医疗服务和护理支持。

四、患者和护理人员联盟的优势

1. 提高护理质量和效果

联盟可以共同制订最佳的护理计划和治疗方案,提高护理质量和效果。

2. 增强自我护理和自我管理能力

联盟可以帮助患者更好地管理自己的健康和疾病,增强自我护理和自我管理能力。

3. 促进患者和护理人员之间的互信和理解

联盟可以促进患者和护理人员之间的互信和理解,建立长期的合作关系,共同促进医疗服务的发展和提高。

4.提高医疗服务的满意度

联盟可以为患者提供更加全面和贴心的医疗服务和护理支持,提高医疗服务的满意度。

5.促进医疗资源的优化和整合

联盟可以促进医疗资源的优化和整合,避免重复建设和浪费资源。

五、总结

患者和护理人员联盟是一个具有重要意义和优势的团体,可以促进患者的康复和健康,同时提高护理人员的专业技能和服务水平。通过患者和护理人员之间的合作和交流,可以制订最佳的护理计划和治疗方案,提高护理质量和效果,促进医疗服务的发展和提高。患者和护理人员联盟应该得到更多的支持和关注,为患者和护理人员提供更加贴心和全面的医疗服务和帮助。同时,患者和护理人员联盟也可以为医疗机构和政府部门提供有益的建议和意见,促进医疗服务的改进和优化。

为了更好地发挥患者和护理人员联盟的作用,我们需要进一步加强患者和护理人员之间的合作和交流,建立更加密切的联系和合作关系。我们也需要加强对患者和护理人员联盟的宣传和推广,让更多的人了解并加入到联盟中来。只有通过共同努力和合作,才能为患者和护理人员提供更加优质和全面的医疗服务,实现共同的目标和愿景。

患者和护理人员联盟是一个重要的团体,可以为患者和护理人员提供更好的医疗服务和帮助,促进医疗服务的发展和提高。我们应该加强对患者和护理人员联盟的支持和关注,共同推动医疗服务的进步和优化,让更多的人受益于这个优秀的组织。

第十三章　骨科护理的道德和伦理问题

第1节　骨科护理中的道德和伦理问题

在骨科护理领域中,医护人员们经常会面临道德和伦理问题。这些问题可能涉及患者的隐私、自主权、治疗方案、疼痛管理和生命尊严等方面。医护人员们必须遵守相关的道德和伦理标准,并为患者提供最优质的护理服务。本节将探讨骨科护理中常见的道德和伦理问题,并探讨如何处理这些问题,以确保为患者提供最佳的护理。

一、道德问题

医疗道德,简称医德,它作为一种信念存于医务人员内心,指导和规约其行为,使医务人员能够更好地实现救死扶伤、实行人道主义、全心全意为人民服务的医学理想。其中包含的内容有:权利与义务、良心与道德、情感与理智、胆识与审慎。

1. 权利与义务

权利是指医疗活动的主体人员在医疗活动中享有的合理的、正当的权利和利益,包括病人在医学关系中所享有的权利,医务人员在医学关系中所享有的权利。义务指某一特定社会成员应尽的角色责任,包括义务人员的法律义务、医学道德义务和患者的义务等。

2. 良心与道德

医学良心与道德是指医务人员在履行医德义务过程中所形成的道德意识,是其道德观念、情感、意志和信念的有机统一。医务人员应当具备是非观、自尊心、医学理想和自我审视的能力

3. 情感与理智

医学道德情感是指医务人员在医疗活动中对自己和他人行为之间关系的内心体验和自然流露,医务人员应具备良好的同理心和共情能力。理智作为医务人员必备的医学道德理性修养,包含医学道德认知素质、自制能力、医学道德决疑能力和智慧素质等。

4. 胆识与审慎

胆识是指医务人员在面对医疗风险问题的时候能够预见风险,敢于承担并

善于化解风险。胆识并不是盲目的"勇敢",其本质是对患者生命的深切关怀和对科学的尊重。审慎是指医务人员在为病人服务的过程中,保持慎重、严谨、周密、准确、无误的作风,其本质是对病人高度负责的精神。

二、骨科护理中的道德困境与应对策略

1.骨科护理中的道德困境

在骨科护理工作中,较常遇到的道德困境有:

(1)隐私保护问题。在骨科护理中,医护人员需要在治疗和照护过程中收集患者的个人信息,包括姓名、年龄、病史、身体状况等敏感信息。医护人员在处理这些信息时需要遵守隐私保护的原则,保护患者的个人隐私权和信息安全。然而,在实践中,医护人员有时会因为工作需要或其他原因,泄露患者的个人信息,导致患者的隐私权受到侵犯。

(2)治疗决策问题。在骨科治疗过程中,医护人员需要与患者和家属共同决定治疗方案和时间表。在治疗决策方面,医护人员需要遵循公正、公平、透明的原则,尊重患者的自主选择权和知情权。但在实践中,医护人员有时会受到医疗资源限制等因素的影响,导致治疗决策的公正性和客观性受到挑战。

(3)疼痛管理问题。疼痛是骨科患者常见的症状之一,对于疼痛的管理,医护人员需要遵守疼痛治疗的伦理和法律规范。在实践中,医护人员有时会因为担心药物滥用、副作用等原因,而不给予患者充分的疼痛缓解,导致患者痛苦加重,甚至出现并发症。

(4)人文关怀问题。在骨科护理中,医护人员不仅需要关注患者的身体健康状况,还需要关注其心理健康和社会功能恢复。在实践中,医护人员有时会因为繁忙的工作和工作压力等原因,忽略了对患者的人文关怀,导致患者感到孤独、无助、恐惧等情绪。

2.骨科护理中道德困境的应对策略

针对上述的道德困境,可采用的应对策略有:

(1)建立有效的沟通机制。在骨科护理中,医护人员需要与患者和家属建立有效的沟通机制,确保其知情权和自主选择权得到充分保障。医护人员需要主动了解患者的疾病情况,并向患者和家属提供全面、真实、准确的医学信息,帮助其理解疾病的性质、治疗方案和预后情况。此外,医护人员还需要倾听患者和家属的意见和需求,尊重其自主选择权,与患者和家属共同制定治疗方案和时间表,减少道德困境的发生。

(2)提高职业道德水平。在骨科护理中,医护人员需要具备高度的职业道德水平,保持客观、公正、独立的态度和行为,遵守伦理规范和道德原则。医护人员需要通过不断的学习和实践,提高自身的职业道德水平,确保其在骨科护理中能

够正确处理道德困境,保障患者的权益和尊严。

(3)建立完善的管理制度。医疗机构需要建立完善的管理制度,规范医护人员的行为和管理过程,提高治疗决策的公正性和客观性,减少道德困境的发生。医疗机构可以建立道德委员会,负责监督和指导医护人员的行为和道德问题处理,提高医疗机构的道德风险管理能力。

(4)推行道德伦理教育。为提高医护人员的道德素质和伦理水平,医疗机构需要推行道德伦理教育。医疗机构可以定期开展道德伦理教育课程和研讨会,加强医护人员对道德伦理问题的认识和理解,提高其道德判断和决策能力,减少道德困境的发生。

三、伦理问题

国际通用的医学伦理学标准,同样是骨科护理中必须坚守的准则,包括尊重(自主)原则、有利(行善)原则、不伤害原则、公正与互助原则。除此以外,骨科因为其学科特殊性,在临床工作中有着特别需要关注的伦理问题,包括:

1. 自主权问题

在骨科治疗过程中,患者的自主权是一个重要的伦理问题。患者应当在治疗决策中享有自主选择权,即有权选择自己的治疗方式和时间表。然而,在实践中,医护人员有时会因为专业知识和经验等原因,过度干预患者的治疗选择,或者因为其他原因,强制患者接受治疗。

2. 公正性问题

在骨科治疗过程中,公正性是一个关键的伦理问题。医护人员应当在治疗过程中遵循公正、公平、透明的原则,确保患者的治疗得到公正对待。然而,在实践中,医疗资源的分配不平等、医生的个人经验和认知偏见等因素都可能导致治疗过程中的公正性受到挑战。

3. 尊严问题

在骨科护理中,尊重患者的尊严是一个重要的伦理问题。医护人员需要尊重患者的人权和尊严,尤其是在手术和康复治疗过程中。然而,在实践中,医护人员有时会因为时间紧迫、工作量大等原因,忽视了患者的尊严,或者因为语言、文化等差异,未能妥善处理患者的尊严问题。

四、骨科护理中的伦理困境与应对策略

在骨科护理过程中,上述伦理问题是值得医务人员认真思考,且尽力落实的。解决骨科护理中的伦理困境,以下方案可供参考。

1. 建立有效的沟通机制

在骨科护理中,医护人员需要与患者和家属建立有效的沟通机制,确保其知

情权和自主选择权得到充分保障。医护人员需要主动了解患者的疾病情况和治疗需求，尊重患者的选择和决策，提供全面、准确、及时的治疗信息和建议。患者和家属也需要积极参与治疗决策过程，表达自己的需求和意见。

2. 提高职业道德

医护人员需要不断提高自身的职业道德水平，积极履行职业责任和义务，保证患者的权益和尊严得到充分尊重和保障。医疗机构应加强职业道德培训和考核，加强对医护人员的监督和管理，建立健全的医疗纪律和惩戒机制。

3. 建立良好的工作环境

骨科护理工作本身具有一定的风险和压力，医护人员需要在压力下保持冷静和客观，避免因情绪波动而对患者的权益造成损害。为此，医疗机构应加强对医护人员的心理健康关注和帮助，提供必要的心理支持和辅导，建立良好的工作环境，减轻医护人员的工作负担和压力。

4. 加强伦理委员会建设

骨科护理中的伦理问题具有复杂性和特殊性，需要专门的伦理委员会进行解决和处理。伦理委员会应由专业人员和社会代表组成，制定相关的伦理规范和指导意见，对医疗行为进行监督和评估，为医护人员提供必要的伦理支持和指导

5. 建立合理的投诉处理机制

在骨科护理中，患者和家属可能会因为各种原因提出投诉和不满，医疗机构应建立合理的投诉处理机制，尽可能地保护患者和家属的权益和尊严。医护人员需要认真对待患者的投诉和不满，尊重患者的意见和诉求，及时解决问题，避免引发不必要的纠纷和争议。

骨科护理中的道德和伦理问题具有其特殊性和复杂性。在骨科护理中，医护人员需要在治疗和照护过程中遵守伦理规范和道德原则，以保护患者的权益和尊严。为解决道德伦理困境，只有通过多方面的努力和持续的改进，才能够更好地保障患者的权益和尊严。

骨科护理中的道德和伦理问题是医疗领域面临的重要问题之一。医护人员需要在实践中不断学习和提高自身的职业道德水平，以便更好地服务患者。同时，医疗机构也需要建立完善的管理制度，推行道德伦理教育等措施，为医护人员提供良好的工作环境和支持，共同为患者提供高质量的骨科护理服务。

第2节　骨科护理中的隐私和保密问题

隐私和保密问题是骨科护理中不可避免的伦理问题。在骨科护理中，患者的个人信息和隐私不仅涉及医疗记录的保密性，还包括治疗过程中的隐私保护和相关的信息安全问题。因此，医护人员需要在遵守伦理规范和道德原则的同

时,保护患者的隐私和个人信息,防止其受到任何不必要的侵犯。本节将从骨科护理中的隐私和保密问题入手,探讨医护人员在骨科护理中应如何保护患者的隐私和个人信息,并解决相关的伦理困境。

一、隐私问题

1.医疗信息隐私问题

在骨科治疗过程中,患者的医疗信息是一项重要的隐私。医护人员需要确保患者的医疗信息不被未经授权的人员获取和滥用。然而,在实践中,医护人员泄露患者的医疗信息的情况时有发生,可能是因为医护人员的疏忽、非法访问医疗信息系统、医疗信息系统的漏洞等原因导致。

2.病房隐私问题

在骨科治疗过程中,病房隐私是一个常见的问题。患者在病房内需要保持一定的隐私,医护人员需要遵守患者的隐私权,保护患者的隐私和尊严。然而,在实践中,医护人员未经患者允许进入病房或在患者面前公开患者的病情等情况时有发生。

3.社交媒体隐私问题

随着社交媒体的普及和使用,医护人员在使用社交媒体时需要注意隐私保护。医护人员不应在社交媒体上公开或透露患者的身份、病情、诊疗方案等隐私信息,也不应通过社交媒体与患者进行联系或交流。同时,医护人员还应遵守医疗机构的隐私保护规定,不得将机构内部信息或与患者有关的信息透露给他人。

二、骨科护理中的保密问题

1.患者保密问题

在骨科护理中,患者的保密问题是一个重要的问题。医护人员需要确保患者的个人信息不被未经授权的人员获取和使用,包括姓名、地址、电话号码、病历等敏感信息。医护人员还需要注意患者的身份认证,确保患者身份真实有效。

2.医院保密问题

除了患者的保密问题外,医院的保密问题也是骨科护理中的一个重要问题。医院需要保护患者的医疗信息和个人信息,同时也需要保护医院的商业秘密和内部管理信息等。医护人员需要遵守医院的保密制度,不得将医院的机密信息透露给未经授权的人员。

3.外部合作伙伴保密问题

在骨科护理过程中,医院可能需要与其他机构或个人进行合作,涉及患者和医院的机密信息。医护人员需要确保外部合作伙伴不会滥用患者和医院的机密信息,保护患者和医院的利益和声誉。

三、应对策略

为了有效应对骨科护理中的隐私和保密问题,医护人员需要采取一系列应对策略。具体包括:

1. 加强保密意识和保密教育

医护人员需要加强保密意识,认识到保护患者和医院的隐私及保密信息的重要性。医院需要为医护人员提供保密教育和培训,提高医护人员的保密意识和保密水平。

2. 建立完善的保密制度

医院需要建立完善的保密制度和规定,明确保密的范围和内容,规范医护人员的行为和责任,确保医院和患者的机密信息得到有效保护。

3. 控制医疗信息的访问权限

医院需要控制医疗信息的访问权限,采取严格的授权管理制度,对医疗信息的查看、修改、删除等操作进行严格的审核和记录。只有经过授权的人员才能查看和使用医疗信息。

4. 加强信息安全管理

医院需要加强对医疗信息系统的安全管理,确保系统的稳定和安全,防止黑客攻击和病毒侵入。同时,需要对医疗信息进行加密和备份,保证信息的完整性和可靠性。

5. 加强患者自我保护意识

患者也需要加强对自己个人信息的保护,避免将敏感信息透露给未经授权的人员。在就诊时,要注意保护自己的隐私和权益,及时向医院反映保密问题。

6. 加强监管和执法力度

政府部门需要加强监管和执法力度,对侵犯患者隐私和医院机密信息的行为进行打击和惩罚,维护患者和医院的合法权益。同时,需要加强对医院的监管,确保医院建立健全保密制度和规定,保护患者和医院的隐私和保密信息。

在骨科护理中,隐私和保密问题的重要性不可忽视。医护人员需要加强保密意识和保密教育,建立完善的保密制度,控制医疗信息的访问权限,加强信息安全管理,确保患者和医院的机密信息得到有效保护。同时,患者也需要加强对个人信息的保护,避免将敏感信息透露给未经授权的人员。只有通过共同努力,才能有效保护患者和医院的隐私和保密信息,为骨科护理提供更加安全、高效的服务。

当涉及患者隐私和保密问题时,医院和医护人员必须以高度的责任感和敬业精神来对待这个问题。在骨科护理中,这一问题尤为重要,因为患者的骨科疾病可能会涉及私人信息,比如家庭背景、性生活等,这些信息的泄露会对患者造成极大的伤害,甚至可能引发法律纠纷。

为了保护患者的隐私和保密信息,医院和医护人员需要采取一系列的应对策略。加强保密意识和保密教育是非常重要的一步,医院和医护人员需要深刻认识到保密的重要性,了解保密的基本原则和法律法规,不断提升自身的保密水平。同时,建立完善的保密制度和规定,控制医疗信息的访问权限,加强信息安全管理,也是非常必要的。

第3节 骨科护理中的决策和授权问题

当涉及患者治疗和护理时,骨科护理人员需要做出许多重要决策和授权,以确保患者的健康和安全。这些决策和授权需要在严格的法律和伦理框架下进行,并考虑患者的个人权利和健康利益。本节将介绍骨科护理中的决策和授权问题,包括决策的流程和方法,授权的范围和限制,以及授权中的法律责任问题。

一、骨科护理中决策的流程

骨科护理中的决策流程通常包括以下几个步骤。

1.收集患者信息

医护人员需要收集患者的病历、检查报告、化验结果等相关信息,以了解患者的病情和身体状况,为制定治疗方案做好准备。

2.分析患者信息

医护人员需要仔细分析患者的病情和病史,以确定患者的疾病类型、严重程度和治疗难度等。同时,还需要考虑患者的年龄、身体状况、既往病史、家族病史等因素,综合分析患者信息。

3.制定治疗方案

根据对患者信息的分析,医护人员需要制定出最合适的治疗方案。治疗方案应当包括具体的治疗方法、用药方案、治疗周期等内容,确保治疗方案的实施具有科学性和针对性。

4.评估治疗效果

医护人员需要对患者的治疗效果进行评估,以了解治疗方案的实施效果和治疗效果的好坏。如果治疗效果不理想,医护人员需要及时调整治疗方案,以提高治疗效果。

5.制定康复方案

当患者完成治疗后,医护人员需要制定出相应的康复方案,帮助患者恢复健康。康复方案应当根据患者的身体状况、康复目标、康复时间等因素制定,确保康复方案的可行性和有效性。

6. 定期随访

医护人员需要定期对患者进行随访,了解患者的病情和康复情况,及时发现和处理患者的问题,确保患者的治疗和康复工作顺利进行。

以上就是骨科护理中决策的一般流程,医护人员需要根据实际情况进行具体操作,以确保治疗和康复工作的顺利进行。

二、决策问题

骨科护理中的决策问题主要包括以下几个方面。

1. 治疗决策

在骨科护理中,治疗决策是一个非常关键的问题。医护人员需要根据患者的病情和病史,选择最适合患者的治疗方法和药物,制定出具体的治疗方案,确保患者能够尽快康复。在制定治疗方案时,医护人员需要考虑患者的年龄、身体状况、既往病史、家族病史等因素,结合实际情况做出合理的决策。

2. 手术决策

在骨科护理中,手术决策是一个比较复杂的问题。医护人员需要根据患者的病情、病史、身体状况等因素,判断是否需要手术治疗,并选择最适合患者的手术方案。在做出手术决策时,医护人员需要综合考虑手术的风险和收益,选择最安全、最有效的手术方式,确保患者手术后能够尽快康复。

3. 康复决策

在骨科护理中,康复决策是一个非常重要的环节。医护人员需要根据患者的病情和治疗情况,制订出合适的康复计划,帮助患者恢复健康。在制订康复计划时,医护人员需要考虑患者的身体状况、康复目标、康复时间等因素,制定出切实可行的康复方案。

4. 护理决策

在骨科护理中,护理决策涉及患者日常护理和治疗护理等方面。医护人员需要根据患者的具体情况,制订出个性化的护理计划,确保患者能够得到全面、细致、有效的护理。在制订护理计划时,医护人员需要考虑患者的身体状况、病史、特殊需求等因素,结合实际情况做出合理的决策。

在骨科护理中,决策是一个不可或缺的环节。正确的决策能够帮助医护人员制订出合适的治疗方案和护理计划,提高患者的治愈率和生活质量。因此,医护人员需要不断提升自身的专业水平和综合素质,加强沟通和合作,才能做出更加明智、更加科学的决策。

三、授权问题

骨科护理中的授权问题是非常重要的一个方面。在治疗和护理过程中,医护人员需要与患者及其家属进行有效的沟通和合作,这就需要在医患关系中建立一种相互信任的关系。在这个过程中,授权是一种非常重要的方式,可以使患者及其家属参与决策、了解治疗方案和护理计划,从而更好地配合医护人员的工作。

骨科护理中的授权问题主要涉及以下几个方面。

1. 知情同意授权

在骨科护理中,知情同意授权是一种常见的授权方式。在治疗和护理过程中,医护人员需要向患者及其家属充分解释治疗方案和护理计划,告知治疗的风险和收益,以便患者及其家属做出知情同意的决策。如果患者无法自主决策,医护人员需要与患者的家属沟通,并获得家属的知情同意。

2. 代理授权

在骨科护理中,代理授权也是一种常见的授权方式。如果患者无法自主决策,医护人员需要寻找患者的法定代理人,并与其进行沟通和合作,获得其授权决策。代理人可以是患者的家属、监护人、法定继承人等。

3. 医嘱授权

在骨科护理中,医嘱授权是一种非常重要的授权方式。医嘱是医生根据患者的病情和治疗需要制订的治疗方案和护理计划,是医护人员进行治疗和护理的重要指导。在医嘱中,医生可以授权护士、技师、营养师等其他医护人员进行特定的治疗和护理操作,以确保治疗和护理的质量和效果。

4. 家属授权

在骨科护理中,家属授权也是一种常见的授权方式。由于患者在治疗和护理过程中可能需要家属的陪伴和协助,医护人员需要获得家属的授权,并告知家属治疗和护理的具体操作和注意事项,确保治疗和护理的顺利进行。

5. 手术授权

在骨科护理中,手术授权是一种非常重要的授权方式。手术是一种较为复杂的治疗方式,需要患者及其家属充分了解手术的风险和收益,并在知情同意的基础上进行手术。在手术前,医护人员需要与患者及其家属进行详细的沟通,告知手术的具体操作、风险和后果,确保患者及其家属充分了解手术的情况,并做出知情同意的决策。

6. 隐私授权

在骨科护理中,隐私授权也是一种重要的授权方式。医护人员需要保护患者的个人隐私,包括病历、诊断、治疗方案等相关信息。在治疗和护理过程中,医护人员需要遵守相关的隐私法律法规,不得擅自泄露患者的个人信息。如果需要将患者的个人信息提供给其他医护人员或第三方机构,需要事先获得患者或其家属的授权,并保证信息的安全性和保密性。

在骨科护理中,授权是一种非常重要的方式,可以有效地促进医患之间的沟通和合作,保障患者的权益和安全。医护人员需要根据患者的具体情况,选择适当的授权方式,并在授权过程中保证信息的准确性和安全性,确保授权的有效性和合法性。同时,医护人员还需要与患者及其家属保持良好的沟通和合作关系,建立相互信任的医患关系,为患者提供高质量的治疗和护理服务。

四、授权的限制

1.授权范围的限制

在骨科护理中,授权的范围是受到一定限制的。首先,医患双方需要遵循相关的法律法规和伦理规范,不能违背公序良俗和社会道德。其次,医护人员需要在自己的专业范围内进行授权,不能进行超出自己职责范围的授权。例如,医生不能授权护士进行需要医生才能进行的手术或药物治疗等操作。另外,授权的范围还需要考虑患者的具体情况和病情,不能进行超出患者承受能力的授权。例如,患者身体状况不允许进行某种治疗或护理操作,医护人员不能进行该项授权。

2.授权条件的限制

在骨科护理中,授权的条件也是受到一定限制的。首先,授权必须是患者或其法定代理人自愿做出的决策,不能进行任何形式的强制授权。其次,授权必须是在充分知情的基础上进行的,患者及其家属必须了解授权的具体内容和风险,才能做出决策。另外,授权的条件还需要考虑患者的具体情况和病情,不能进行对患者不利的授权。例如,患者病情严重,需要立即进行紧急手术,医护人员不能等待患者或其代理人进行授权。

五、授权的法律责任

在骨科护理中,授权存在一定的法律责任。医护人员必须遵守相关的法律法规和伦理规范,对授权过程进行规范和管理,确保授权的合法性和有效性。如果医护人员违反法律法规和伦理规范,进行超出自己职责范围或违反患者意愿进行授权,将承担相应的法律责任。

具体来说,医护人员在进行授权时,需要符合以下几个方面的法律责任。

1.保护患者的知情权

患者有权了解授权的内容和后果,医护人员需要提供充分的信息,确保患者可以做出知情决策。如果医护人员未能履行知情义务,导致患者遭受损失,医护人员将承担相应的法律责任。

2.尊重患者的自主权

患者有权拒绝或撤回授权,医护人员需要尊重患者的自主权,不能进行任何形式的强制授权。如果医护人员违反患者意愿进行授权,将承担相应的法律责任。

3. 确保授权的合法性和有效性

医护人员需要在自己的职责范围内进行授权,确保授权的合法性和有效性。如果医护人员超出自己职责范围或未能履行授权职责,导致患者遭受损失,将承担相应的法律责任。

4. 遵循相关法律法规和伦理规范

医护人员需要遵循相关的法律法规和伦理规范,确保授权过程合法、公正、透明。如果医护人员违反法律法规和伦理规范进行授权,将承担相应的法律责任。

综上所述,授权存在一定的限制和法律责任,医护人员需要在自己职责范围内进行授权,尊重患者的自主权和知情权,确保授权的合法性和有效性,遵守相关的法律法规和伦理规范。只有这样,才能保证授权的安全、有效和合法。

第十四章　骨科护理心理学的未来发展

第1节　骨科护理实践的未来发展

骨科护理是一门关注骨骼系统疾病治疗和康复的专业,近年来随着医疗技术和护理理念的不断进步,骨科护理实践也在不断发展和改进。未来,随着人口老龄化和骨科疾病的高发率,骨科护理将面临更为广阔和重要的发展空间。本节将深入探讨骨科护理实践的未来发展,通过对未来骨科护理的展望,旨在为护理工作者提供借鉴和参考,以推动骨科护理实践的不断发展和进步。

一、技术创新

随着医学科技的不断发展和进步,骨科护理实践也在不断地发展和创新。未来,骨科护理实践将会涌现出一系列的技术创新,这些创新将会为患者带来更加精准、高效、个性化的治疗方式和护理服务。下面将详细讲述骨科护理实践未来可能出现的技术创新。

1. 3D 打印技术

3D 打印技术将会在骨科护理实践中得到广泛的应用,通过该技术可以快速地制造出患者个性化的骨科植入物、假体和其他治疗辅助器材,提高植入物的适配性和治疗效果。此外,3D 打印技术还可以帮助骨科医生在手术前进行虚拟手术操作,提前规划手术方案,减少手术风险和手术时间,提高手术成功率。

2. 生物材料技术

生物材料技术是指将生物材料应用于医疗领域的一种技术,该技术将在骨科护理实践中得到广泛的应用。通过生物材料技术可以制造出更加适合人体的材料,比如人工骨、人工软骨等,用于治疗患者骨折、关节病等骨科疾病,可以大大提高治疗效果和术后恢复效果。

3. 远程医疗技术

随着互联网技术的发展,远程医疗技术将会在骨科护理实践中得到广泛的应用。通过该技术,患者不需要亲自到医院看病,可以在家通过网络进行咨询和诊疗。这种方式可以缓解患者的就医压力,提高患者的就医便捷度,同时也可以大大节省医疗资源。

4. 人工智能技术

人工智能技术是指计算机系统模拟人类智能的一种技术,该技术将在骨科护理实践中得到广泛的应用。通过该技术,可以对患者进行更加准确的、个性化的诊断和治疗,可以大大提高治疗效果和患者的康复效果。

二、护理模式改进

随着医疗技术和医疗环境的不断变化,骨科护理模式也在不断地发展和改进。以下是未来骨科护理模式可能的改进。

1. 个性化护理模式

未来的骨科护理模式将更加注重患者的个性化护理,根据患者的不同特点和病情制定不同的护理方案。这种模式将更加关注患者的整体情况,包括心理、社会和生理方面,为患者提供更全面的护理服务。

2. 数字化护理模式

随着数字技术的飞速发展,未来骨科护理模式也将数字化,通过数字技术对患者进行监测和远程管理,提高护理效率和质量。同时,数字化护理模式也将提高患者的参与度和自我管理能力,增强患者的康复信心和自我效能感。

3. 团队化护理模式

未来的骨科护理模式将更加强调团队协作,通过护士、医生、物理治疗师、社工等多学科专业人员的协作,为患者提供更加全面和高效的护理服务。同时,团队化护理模式也将提高患者的满意度和治疗效果,降低医疗成本和风险。

4. 智能化护理模式

未来的骨科护理模式将更加注重智能化技术的应用,通过人工智能、机器人等技术为患者提供更加智能化的护理服务。智能化护理模式将提高护理效率和精度,减少人为误差和风险,为患者提供更加安全和可靠的护理服务。

综上,未来骨科护理模式将更加注重个性化、数字化、团队化和智能化,为患者提供更加全面、高效、安全和可靠的护理服务。

三、专业素质提升

未来,随着医疗技术的不断发展和骨科患者数量的增加,骨科护理人员的专业素质也务必需要不断提升。以下是一些可能的提升方向。

1. 临床技能

随着医疗技术的发展,骨科护理人员需要不断学习和掌握新的临床技能,例如手术护理、疼痛管理、创面护理、抗感染等。骨科护理人员需要不断更新自己的专业知识和技能,以提高患者的治疗效果和康复质量。

2. 护理理论

骨科护理人员需要不断学习和掌握最新的护理理论,包括生理学、解剖学、药理学、护理伦理学等,以提高护理质量和患者安全。此外,也需要不断关注国内外最新的护理研究成果,不断更新自己的护理知识和技能。

3. 沟通能力

骨科护理人员需要具备良好的沟通能力,包括与患者、家属、医生和其他护理人员之间的沟通。未来,骨科护理人员需要更加注重与患者和家属的沟通,了解他们的需求和关注点,提供更加贴心和专业的护理服务。

4. 团队合作

骨科护理人员需要与医生、其他护理人员和康复人员紧密合作,为患者提供全方位的护理服务。未来,骨科护理人员需要更加注重团队协作,加强与其他护理人员和医疗团队之间的沟通和协作,提高护理效率和质量。

5. 心理支持

骨科患者常常面临疼痛、残疾、恢复困难等问题,骨科护理人员需要具备一定的心理支持技能,帮助患者缓解压力、减轻疼痛、提高康复效果。未来,骨科护理人员需要不断提升自己的心理支持能力,为患者提供更加全面的护理服务。

在未来,随着医疗技术的不断进步和人们对健康的不断关注,骨科护理实践将不断迎来新的挑战和机遇。骨科护理人员需要不断提升专业素质,掌握先进的护理技术和知识,以更好地为患者提供高质量的护理服务。同时,骨科护理模式也需要不断改进,更加注重个性化、人性化的服务,为患者提供更加舒适、便捷的护理体验。相信在不久的将来,骨科护理实践将会有更多的技术创新和改进,为患者带来更好的治疗效果和生活质量。

第2节　骨科护理心理学未来的研究方向和挑战

当今社会,随着骨科手术数量的增加和骨科患者数量的增长,骨科护理在日益重要的同时,心理问题也越来越受到重视。骨科护理心理学旨在探讨骨科患者的心理和情感状态,并为其提供心理支持和干预。然而,骨科护理心理学的研究方向仍有待深入探讨和发展。本节将讨论骨科护理心理学未来的研究方向和挑战。

一、未来研究方向

未来的骨科护理心理学研究将不断推进,为提高患者心理健康和医疗护理水平提供更多的科学依据。以下是未来可能的骨科护理心理学研究方向。

1. 发展个体化的心理干预方案

在现代医疗环境下,患者心理健康问题已经越来越普遍,未来的骨科护理心理学将更加注重个体化的心理干预方案的开发和实施,根据患者的个人情况和需求,制订个性化的心理干预计划,以提高患者的治疗效果和生活质量。

2. 深入探索骨科患者心理问题的成因和机制

未来的骨科护理心理学将更加注重对骨科患者心理问题的成因和机制进行深入探索,不仅关注患者在手术前后的心理状态,还需要关注患者治疗前的心理准备、治疗过程中的心理反应、治疗结束后的心理调适等多个方面,从而更好地理解骨科患者的心理需求。

3. 探索新的心理干预方法和技术

未来的骨科护理心理学将不断探索和开发新的心理干预方法和技术,包括心理疏导、认知行为疗法、家庭疗法、音乐疗法、艺术疗法、虚拟现实疗法等,以提供更多的选择,达到更好的效果。

4. 发展多学科合作模式

未来的骨科护理心理学将更加注重多学科的合作,与心理学、社会学、医学等学科进行更紧密的合作,共同研究和解决骨科患者的心理问题,为提高患者的治疗效果和生活质量提供更加全面的支持。

5. 强化数据支持和科技应用

未来的骨科护理心理学将更加注重数据支持和科技应用,通过数据分析和科技手段,更好地了解患者的心理状况和需求,优化心理干预计划,提高患者的治疗效果和生活质量。

二、未来挑战

骨科护理心理学未来面临着许多挑战。其中之一是如何在快节奏的医疗环境中有效地识别和处理患者心理问题,包括焦虑、抑郁、恐惧、疼痛和失眠等。另一个挑战是如何提供个性化的心理健康护理,因为每个患者都有不同的需求和背景。此外,随着虚拟医疗和智能医疗技术的发展,骨科护理心理学面临着如何有效地利用这些技术来提高患者心理健康的挑战。骨科护理心理学未来也需要关注患者的家庭和社交支持系统,以便提供全面的心理健康护理服务。

除了上述提到的挑战,骨科护理心理学未来的发展还需要面对以下挑战。

1. 患者心理需求的多样性

随着社会的进步和多元化,患者的心理需求也日益多样化,例如有些患者对精神障碍的恐惧感比对身体疾病的恐惧感更强烈,这些需求需要护理人员更加灵活的心理干预方法。

2. 护理人员心理素质的提升

护理人员需要不断提高自身的心理素质,如情绪管理、沟通能力、心理支持等方面,以更好地满足患者的心理需求。

3. 心理干预技术的不断创新

心理干预技术不断创新和发展,骨科护理人员需要不断学习和更新自己的专业知识和技能,以更好地应对患者的心理问题。

4. 护理人员和患者之间的关系

护理人员和患者之间的关系对患者的心理健康有着至关重要的影响,未来骨科护理人员需要更加注重建立良好的护患关系,以提高患者的满意度和治疗效果。

面对这些挑战,未来的骨科护理心理学需要不断地创新和发展,以满足患者多样化的心理需求,提高护理人员的心理素质和技能水平,建立良好的护患关系,从而更好地促进患者的康复和健康。

在未来,随着人口老龄化和骨科疾病患者的增加,骨科护理心理学的重要性也将不断增强。护理人员需要不断了解和应用新的研究成果和方法,不断探索和创新,以提高骨科护理的质量和效果,更好地满足患者的需求。我们相信,在持续的努力下,骨科护理心理学领域将会迎来更大的发展和进步,为患者提供更为全面周到的医疗护理服务。

第3节 骨科智能护理

随着科技的不断发展,医疗领域也在不断创新。骨科智能护理就是其中之一。它是通过人工智能、机器人等技术手段,实现骨科病患的智能化、数字化、自动化护理,提高护理效率和护理质量,减少医疗风险,为骨科病患带来更好的治疗效果和生活品质。下面将对骨科智能护理进行详细介绍。

一、智能化护理的基本概念

智能化护理是指利用信息技术、计算机技术、通信技术等手段,对护理进行智能化、数字化、自动化管理。智能化护理主要通过以下三个方面实现。

1. 智能化数据采集

通过各种传感器、监测仪器等手段,采集患者的生理参数、病情数据等信息。

2. 智能化数据处理

通过数据挖掘、人工智能等技术,对采集到的数据进行分析、处理、判断和预测,为护理决策提供参考依据。

3. 智能化护理干预

通过智能化设备、机器人等手段,对患者进行智能化、数字化、自动化的护理干预,达到精准、快速、有效的治疗效果。

二、骨科智能护理的主要技术手段

骨科智能护理主要依靠人工智能、机器人等技术手段实现。以下是一些常用的技术手段。

1. 人工智能

利用人工智能技术,对患者的病情、生理参数等数据进行分析和预测,为医护人员提供决策支持和指导,提高治疗效果和护理质量。

2. 机器人

利用机器人技术,实现对患者的智能化、数字化、自动化的护理,如机器人手术、机器人理疗、机器人陪护等。

3. 无线传感器网络

通过无线传感器网络,实现对患者的生理参数、病情数据等信息的实时监测和采集,为医护人员提供实时、精准的数据支持。

4. 虚拟现实技术

通过虚拟现实技术,实现对患者的康复训练、疼痛缓解等方面的智能化护理,提高康复效果和生活品质。

三、骨科智能护理的应用场景

骨科智能护理。可以应用于各种骨科疾病的治疗和康复,以下是一些具体的应用场景。

1. 骨科手术中的智能化护理

机器人手术、智能化麻醉管理等技术手段可以减少手术风险,提高手术精度和效率。

2. 骨科康复中的智能化护理

虚拟现实技术、机器人理疗等手段可以提高康复效果和患者的生活品质。

3. 骨科慢病管理中的智能化护理

通过智能化设备和传感器网络,实现对患者的生理参数、病情数据等信息的实时监测和采集,为医护人员提供决策支持和指导。

4. 骨科病患健康管理中的智能化护理

通过智能化设备和应用程序,实现患者的健康管理、病情监测、健康教育等功能,提高患者的自我管理水平。

四、骨科智能护理的优势和挑战

骨科智能护理的优势主要包括以下几个方面。

1. 提高护理效率和护理质量

通过智能化设备和技术手段,可以提高护理效率和护理质量,减少医疗风险和误诊率。

2. 降低医疗成本和资源消耗

通过智能化护理,可以减少医疗资源的浪费和重复使用,降低医疗成本。

3. 提高患者治疗效果和生活品质

通过智能化护理,可以提高患者的治疗效果和生活品质,减轻患者的痛苦和焦虑。

然而,骨科智能护理也面临着一些挑战,主要包括以下几个方面。

1. 技术标准不一

目前,骨科智能护理的技术标准不一,缺乏统一的标准和规范,影响了其推广和应用。

2. 需要大量的数据支持

骨科智能护理需要大量的数据支持,包括医疗数据、生理参数、病情监测等数据,但这些数据的采集和管理存在着技术和隐私保护等方面的挑战。

3. 需要跨学科合作

骨科智能护理需要跨学科合作,涉及骨科医生、护士、工程师、数据分析师等多个领域的专业人士,需要进行有效的协作和沟通。

4. 存在技术风险和安全隐患

智能化设备和技术的应用,可能会存在技术风险和安全隐患,如数据泄露、系统崩溃等问题,需要采取有效的措施进行风险管理和安全保障。

5. 需要解决道德和伦理问题

智能化护理涉及大量的患者数据和隐私信息,需要解决相关的道德和伦理问题,保护患者权益和隐私安全。

随着人工智能和物联网技术的发展,智能化护理已经成为医疗健康领域的重要趋势之一,骨科智能护理作为其中的一种应用,将为骨科疾病的治疗和康复带来新的机遇和挑战。未来,随着技术的不断进步和应用的深入推广,骨科智能护理将发挥更加重要的作用,为患者带来更好的治疗效果和生活品质。

参考文献

［1］赵旭东. 心身医学［M］. 北京：人民卫生出版社，2022.

［2］沈迪文，张宁，马辉，等. 外科医生的职业倦怠及相关因素［J］. 临床精神医学杂志，2019，29（3）：192-194.

［3］HIEMSTRA L A，KERSLAKE S，FRITZ J A，et al. Rates of burnout in female-orthopaedic surgeons correlate with barriers to gender equity［J］. The Journal of Bone and Joint Surgery. American Volume，2023，105／A（11）：849-854.

［4］ROBERTSON R，HILL A G. Building resilience in the face of adversity：the STRONG surgeon［J］. ANZ JSurg，2020，90（9）：1766-1768.

［5］JENNINGS J M，GOLD P A，NELLANS K，et al. Orthopaedic surgeons have a high prevalence of burnout，depression，and suicide：review of factors which contribute or reduce further harm［J］. J Am Acad Orthop Surg，2022，30（5）：e528-e535.

［6］ABDULJABBAR F H，TELES A R，OUELLET J A，et al. Spine surgeons burnout and quality of life：results of a worldwide survey［J］. Spine，2021，46（20）：1418-1927.

［7］WHITNEY D C，IVES S J，LEONARD G R，et al. Surgeon energy expenditure and substrate utilization during simulated spine surgery［J］. J AmAcad Orthop Surg，2019，27（17）：e789-e795.

［8］MAVROGENIS A F，SCARLAT M M. Stress，anxiety，and burnout of orthopaedic surgeons in COVID-19 pandemic［J］. Int Orthop，2022，46（5）：931-935.

［9］FAIVRE G，MARILLIER G，NALLET J，et al. Are French orthopedic and trauma surgeons affected by burnout？ Results of a nationwide survey［J］. Revue de chirurgie orthopedique et traumatologique，2019，105（2）：234-239.

［10］HAN K，BOHNEN J D，PEPONIS T，et al. The surgeon as the secondvictim？ results of the Boston intraoperative adverse events surgeons' attitude（BISA）study［J］. Journal of the American College of Surgeons，2017，224（6）：1048-1056.

［11］HIJIKATA Y，KOTANI Y，SUZUKI A，et al. Protective attitudes toward occupational radiation exposure among spine surgeons in Japan：an epidemiological description from the survey by the society for minimally invasive spinal treatment

[J]. Medicina,2023,59(3):545.

[12] ARIF S,BRADY Z,ENCHEV Y,et al. Minimising radiation exposure to the surgeon in minimally invasive spine surgeries: a systematic review of 15 studies [J]. Revue de chirurgie orthopedique et traumatologique,2021,107(7):868-873.

[13] JAMES M K,ROBITSEK R J,MCKENZIE K,et al. COVID-19 induced PTSD: Stressors for trauma and acute care surgeons[J]. Am JSurg,2022,224(3):843-848.

[14] WARREN A M,JONES A L,SHAFI S,et al. Does caring for trauma patients lead to psychological stress in surgeons? [J]. J Trauma Acute Care Surg,2013, 75(1):179-184.

[15] LUMPKIN S,HAINES K. When the trauma never ends:(Post)-Traumatic Stress Disorder after COVID-19 amongst trauma and acute care surgeons [J]. Am JSurg,2022,224(3):842.

[16] FLANNERY R B. Psychological trauma and the trauma surgeon[J]. Psychiatr Q,2022,93(1):27-33.

[17] MERSCHIN D,M ÜNZBERG M,STANGE R,et al. Daily routine in orthopedics and traumatology - results of a nationwide survey of residents[J]. Zeitschrift fuer Orthopaedie und Unfallchirurgie,2014,152(5):440-445.

[18] MASLACH C, JACKSON S, LEITER M P. The maslach burnout inventory manual[M]. Palo Alto, CA: Consulting Psychologists Press, 1996.

[19] 王瑾,刘晓曼,孙彦彦,等.《职业倦怠通用量表》的多人群信度、效度分析 [J]. 环境与职业医学,2023,40(4):382-388.

[20] MABREY J D, TOOHEY J S, ARMSTRONG D A, et al. Psychological factors predict physical disability after spinal fusionsurgery[J]. Spine, 2011;36(10): 758-764.

[21] MONTANO N,PORTA A,COGLIATI C,et al. Heart rate variability explored in the frequency domain:a tool to investigate the link between heart and behavior [J]. Neurosci Biobehav Rev,2009,33(2):71-80.

[22] HEBERT R,ZDANIUK B,SCHULZ R,et al. Positive and negative religious coping and well-being in women with breast cancer[J]. JPalliat Med,2009,12(6): 537-545.

[23] WANG X, LI Y, LIANG L, et al. Psychosocial factors and the 5-year incidence of chronic low back pain: a prospective cohortstudy[J]. Journal of Pain Research, 2017;10: 931-938.

[24] ZISMAN G, BITTERMAN A, SHALOM E, et al. The relationship between depression, anxiety, and postoperative pain: a cross-sectionalstudy[J]. Journal of Pain Research, 2019;12: 1837-1844.

[25] AUERBACH J D, WEBBER M P. Psychosocial Aspects of Orthopedics[M]. Springer, 2012.

[26] BLOCK A R, KREMER E F, GAYLOR M, et al. Handbook of Pain Syndromes: Biopsychosocial Perspectives [M]. Lawrence Erlbaum Associates, 1999.

[27] DARNALL B D, CARR D B, SCHATMAN M E. Pain Psychology for Clinicians: A PracticalGuide[M]. Springer, 2014.

[28] GATCHEL R J,PENG Y B,PETERS M L,et al. Thebiopsychosocial approach to chronic pain:scientific advances and future directions[J]. Psychol Bull,2007, 133(4):581-624.

[29] KEEFE F J, SMITH S J. Behavioral and Psychological Approachesto Chronic Pain: Evidence and Challenges[M]. Oxford University Press, 2010.

[30] SARNO J E. The Divided Mind: The Epidemic of Mindbody Disorders[M]. Harper Collins, 2006.

[31] GREENBERG D B. Psychological approaches to pain management:a practitioner's handbook[J]. Psychosomatics,1996,37(5):486-487.

[32] VLAEYEN J W,MORLEY S. Cognitive-behavioral treatments for chronic pain: what works for whom? [J]. Clin J Pain,2005,21(1):1-8.

[33] CARR D B, GOUDAS L C. Acute Pain Management: A Practical Guide[M]. CRC Press, 2017.

[34] MORLEY S, ECCLESTON C, WILLIAMS A. Systematic Review and Meta-Analysis of Randomized Controlled Trials of Psychological Interventions for Chronic Pain in Adults: Classification and Impact of PsychologicalApproaches[J]. Psychological Medicine, 1999;29(4): 791-804.